性生活常识必读全书

主编 李宏军

北京协和医院泌尿外科主任医师
教授 博士研究生导师

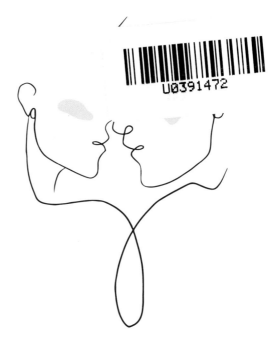

中国妇女出版社

图书在版编目（CIP）数据

性生活常识必读全书 ／ 李宏军主编. －－ 北京 ：中国妇女出版社，2021.9（2024.5重印）
ISBN 978-7-5127-1920-0

Ⅰ.①性… Ⅱ.①李… Ⅲ.①性知识－基本知识
Ⅳ.①R167

中国版本图书馆CIP数据核字（2020）第196044号

性生活常识必读全书

作　　者：李宏军　主编
责任编辑：应　莹　张　于
封面设计：尚世视觉
责任印制：王卫东
出版发行：中国妇女出版社
地　　址：北京市东城区史家胡同甲24号　　　邮政编码：100010
电　　话：（010）65133160（发行部）　　65133161（邮购）
网　　址：www.womenbooks.cn
法律顾问：北京市道可特律师事务所
经　　销：各地新华书店
印　　刷：小森印刷（北京）有限公司
开　　本：150×215　1/16
印　　张：15.75
字　　数：176千字
版　　次：2021年9月第1版
印　　次：2024年5月第4次
书　　号：ISBN 978-7-5127-1920-0
定　　价：49.80元

在漫长的人类发展史上，人们对性的认识与理解始终和哲学、艺术、宗教、医学的研究、发展是同步的。性是人的自然本能之一，也是古今中外艺术大师的创作源泉，从这个角度讲，性是美的。但是，人们对性的认识与理解始终存在一些误区、偏见、迷信，这些误区、偏见和迷信还在不断地变化，并具有一定的时代特征。它们不仅影响了人们的性观念形成，也影响了人们的身心健康。作为医学工作者，在多年的男科学临床实践中，我接诊过许多被各种各样性问题所困扰的患者，通过科学的治疗和引导，绝大多数患者治愈了疾病，享受着健康和谐的性生活。但是现实生活中，还有相当一部分人没有足够的勇气，或者没有条件走进诊室接受专业医生的面对面治疗，也许还有些人会觉得这是一个十分私人化的问题，不愿意将其袒露给他人。于是，我编写了这本书，并对其进行了认真修订。

性的内容十分丰富，性心理、性生理、性社会、性快感、性技巧……当然也包括性传播疾病。面对诸多的性问题，有些人可能会不知所措，有些人会表现出尴尬与无奈，还有些人会表现出"外强中干"的真面目……不管怎样，这本书将告诉你怎样获得健康、快乐的性生活。

本书力图用通俗易懂的语言，介绍科学的性知识，用医学工作者特有的人文关怀，系统讲述凡尘男女的性问题。在写作过程中，笔者在总结多年诊治性功能障碍和健康性咨询工作经验的基础上，参考了大量的国内外文献和研究进展，将趣味性、知识性、权威性、科学性和可读性融为一体，并采用了图文并茂的编排形式。策划编辑乔彩芬老师对本书的编写、修订和制作插画付出了很大的辛劳，在此特别感谢。衷心希望这本书能成为读者，尤其是众多遭遇性困扰的患者、科学普及工作者及一线诊治性功能障碍的临床医生喜欢的参考书。

时间仓促，水平有限，欢迎各界朋友、同行不吝指教，以利于再版时修订。

李宏军

2021年4月

目
录

Contents

———

CHAPTER **1**

身心健康是性健康的基础
——应该掌握的性知识

CHAPTER ❷

我的健康我做主
——一学就会的性保健方法

CHAPTER **3**

可能不完美，但可以享受性爱
——用智慧解决性问题

CHAPTER **4**

保持性健康要"自爱"
——远离性传播疾病的方法

CHAPTER **5**

让性爱无忧
——能够轻松掌握的避孕技巧

CHAPTER **6**

缔造属于自己的性爱天空
——现代性学新理念

CHAPTER

身心健康
是性健康的基础

——应该掌握的性知识

健康的生殖器官是什么样的

女性的生殖系统

女性的生殖系统包括外生殖器和内生殖器两部分。外生殖器主要指阴阜、大阴唇、小阴唇、阴蒂、阴道前庭、尿道口、阴道口、阴道瓣、前庭大腺和前庭球，内生殖器包括阴道、子宫、输卵管和卵巢。

1.外生殖器

阴阜在耻骨联合前方，由皮肤及很厚的皮下脂肪层构成，到性成熟期常有阴毛，分布呈倒三角形。

外阴靠近两股内侧的一对长圆形隆起的皱襞为大阴唇。大阴唇外面长有阴毛，皮下是脂肪组织、弹性纤维及静脉丛。生育前大阴唇自然合拢，生育后向两侧分开。大阴唇内侧有一对小阴唇，是一对黏膜皱襞，表面湿润，有丰富的神经分布，因而感觉敏锐。

阴蒂位于两侧小阴唇之间的顶端，是一个长圆形的小器官，末端为一个圆头,内端与一束薄薄的勃起组织相连接。勃起组织有丰富的静脉丛和神经末梢,是女性最重要的性感区,对其进行爱抚会引起强烈的性反应。

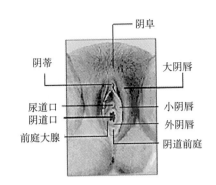

两侧小阴唇之间的凹陷部分是阴道前庭。阴道前庭表面有黏膜遮盖,前半部有尿道开口,后半部有阴道开口。尿道口是一个形状不规则的椭圆小孔,尿液从这里流出。

阴道口被一块不完全封闭的黏膜遮盖,中间是处女膜。处女膜的正反两面都是湿润的黏膜。黏膜之间有结缔组织、微血管和神经末梢,中间的小孔即处女膜孔,经血即由此流出。处女膜孔的大小和厚薄程度因人而异。处女膜破后,黏膜变成许多小圆球状物,成为处女膜痕。

阴道口的两侧有前庭大腺(又称"巴氏腺"),能分泌液体,有润滑功能。前庭大腺有蚕豆般大小,性兴奋时能分泌黄白色黏液,起润滑阴道口作用。正常检查时摸不到此腺体,如有感染时则会肿大。前庭球又称"球海绵体",是一对海绵体组织,位于阴道口两侧,能勃起。

2.内生殖器

卵巢呈卵圆形,位于盆腔内子宫的两侧,左右各一。卵巢发育成熟后,能产生成熟的卵子,并分泌雌性激素,维持女性特征。

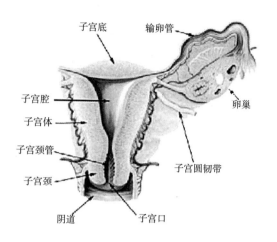

子宫底　　输卵管

子宫腔
子宫体
子宫颈管
子宫颈

卵巢

子宫圆韧带

阴道　　　子宫口

在一个月经周期中，卵巢内常有几个甚至十几个卵泡同时发育，但一般只有一个发育成卵子。

输卵管位于子宫两侧，是输送卵子进入子宫的弯曲管道。输卵管内端与子宫腔相通，外端游离。输卵管管壁由黏膜、肌层及外膜三层组成。黏膜上皮为单层柱状纤毛上皮。纤毛具有摆动功能。肌层的蠕动及纤毛的摆动有助于受精卵进入子宫腔内。

子宫位于骨盆腔内，在膀胱与直肠之间，形状似倒置的梨子，前后略扁，分宫底、宫体、宫颈三部分，上通输卵管，下接阴道。子宫是孕育胎儿的器官，又是产生月经的场所。子宫壁共分三层，由外向内为外膜、肌层和内膜。

阴道是一条收缩性很强的肌性管道，上通子宫颈管，下开口于阴道前庭，阴道前壁紧贴膀胱和尿道，后壁与直肠相邻。阴道为性交器官，又是月经排出和胎儿娩出的通道。

男性的生殖系统

男性生殖系统分为外生殖器和内生殖器两部分。外生殖器包括阴阜、阴囊和阴茎，而内生殖器由睾丸、附睾、精索、输精管及射精管、精囊腺、前列腺、尿道球腺、尿道等组成。

1.外生殖器

阴阜为耻骨前方的皮肤和丰富的皮下脂肪组织。青壮年时阴阜显著隆起，中年以后脂肪组织减少下陷，老年则萎缩变平。

阴囊是由皮肤、肌肉等构成的柔软而富有弹性的袋状囊，里面有睾丸、附睾、精索，主要功能有保护睾丸、调节温度、产生和贮存精子等。阴囊内有阴囊隔，将阴囊内腔分成左右两部分，各容纳一个睾丸和附睾。阴囊皮肤薄而柔软，并有很多的褶皱。阴囊皮肤有明显的色素沉着，长有稀疏的阴毛。

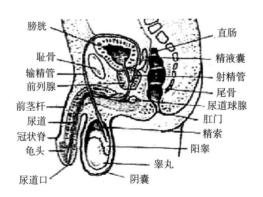

阴茎后部为阴茎根，中部为呈圆柱形的阴茎体，其前端膨大部分为阴茎头（俗称"龟头"）。阴茎轴与阴茎头之间是冠状沟。阴茎头与冠状沟含有丰富的神经末梢，对刺激敏感，而冠状沟处神经分布最丰富，敏感性最高。阴茎体由阴茎海绵体和尿道海绵体组成，具有丰富的血管、神经、淋巴管。从外形上看，阴茎有松弛和勃起两种状态，具有排尿、性交、射精三大功能。

2.内生殖器

睾丸是男性生殖腺，呈卵圆形，左右各一，由精索将其悬吊于阴囊内，长约4~5厘米，厚约3~4厘米，约重15克。睾丸是产生雄性生殖细胞（即精子）的器官，也是产生雄性激素的主要内分泌腺体。

附睾位于睾丸的后外侧，外形细长，似半月形，左右各一，长约5厘米。附睾有储存和排放精子、促使精子成熟及给精子提供营养的作用。

精索位于睾丸上端至腹股沟管腹环之间，左右各一，全长约14厘米。精索是睾丸、附睾及输精管血液、淋巴液循环的通路，也是保证睾丸的生精功能及成熟精子输送的主要途径。输精管是精索内的主要结构之一，其末端与精囊腺的排泄管汇合成射精管，穿过前列腺，开口于尿道，全长约40~46厘米，直径约2~3毫米。输精管是精子从附睾被输送到前列腺部尿道的唯一通路。射精管是输精管壶腹与精囊管会合之后的延续。射精管很短，仅长2厘米左右，管壁很薄。

精囊腺为一对扁平长囊状腺体，左右各一，表面凹凸不平，呈结节状，其末端细小为精囊腺的排泄管，与输精管的末端会合成射精管，在尿道前列腺部开口于尿道。精囊长4～5厘米，宽约2厘米，容积约4毫升。精囊为屈曲状的腺囊，其分泌液主要为精浆液，占精液的70%左右，对精子的存活有重要作用。前列腺为一个栗子状的腺体，平均重量约20克，是男性最大的附属腺体，能分泌前列腺液，组成精浆液。前列腺还被认为是一个性敏感部位，对其进行适当刺激时，可以引起性兴奋。尿道球腺左右各一，位于尿道生殖膈上下筋膜之间的会阴深囊内，开口于球部尿道近端，可分泌少量液体，为精浆的成分之一。

男性尿道长12～20厘米，既有排尿功能，又有排精功能。其中有尿道球腺，可分泌液体，参与精液的组成，性交时有润滑阴茎头的作用。

性激素，男性和女性的"幕后指挥"

男性的睾丸和女性的卵巢都是性腺，其分泌出的与人体性器官发育和性功能等有密切关系的类固醇样的物质，即性激素。男性性激素是雄性激素，主要是睾酮；女性性激素主要是雌激素和孕激素。它们直接进入血液循环而发挥不同的生理作用。

性激素的主要作用体现在以下几方面。

1.促进性器官发育并维持其成熟状态

雄性激素可促进男性性器官发育、成熟，并维持其成熟状态；雌激素可刺激和促进女性子宫、输卵管、阴道、外阴等器官的发育、成熟，并维持其成熟状态。另外，卵巢产生的孕激素与雌激素能协同完成调节女性的月经周期和生育过程的作用。

2.促进第二性征的出现

睾酮具有刺激男性胡须生长的作用，因此，男性会长胡须。睾酮能促进蛋白质合成，使人肌肉发达。雌激素能促进女性皮下脂肪沉积，使其皮下脂肪丰富。雌激素可促进乳房的腺管增生，孕激素可促使乳房的腺泡发育，因此，女性的乳房会发育得较大。睾酮还有促使男性喉结增大、声带增厚的作用，所以男性发音会显得低沉。正因为男女性腺不同，睾丸和卵巢产生的内分泌激素不同，因而各自会出现不同的性特征。

3.维持性功能

性激素能引起性中枢兴奋。男性缺少睾酮或女性缺少雌激素，均可引起性欲减退或性功能障碍等。男性严重缺乏睾酮，可使精液量减少，而雌激素的分泌可使女性在排卵期前后表现出较高的性反应。所以，性激素是维持男女性功能的物质基础。

4.促进人体的新陈代谢

雄性激素最重要的作用是促使蛋白质合成，如使骨骼生长、体重增加、体格健壮；促进骨髓的造血功能，使红细胞与血红蛋白增多，并减少体内贮存的脂肪。雌激素能改变体内脂肪的分布，使皮下脂肪含量增加；同时对糖代谢和蛋白质代谢也有一定影响，并能促使骨骼钙质沉着及骨骺闭合等。孕激素可使身体内基础代谢增强，体温稍有升高。

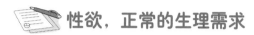

性欲，正常的生理需求

什么是性欲

简单地说，性欲就是对性生活的一种欲望，它既受体内激素水平的调节，也受社会、家庭等周围环境因素的影响，同时存在比较大的个体差异。即使是同一个人，性欲的高低也随年龄、心理状态、患病状况、生活质量、工作环境、婚姻状态等不同而表现不同。

一般情况下，性欲源于性心理的驱动，比如对异性的爱慕可以诱发性欲。男女建立美满家庭以及夫妻间的亲昵，都会产生性交的欲望。性欲产生的另外一个原因与内分泌有关。青春期过后，骤然升高的人体性激素分泌水平会驱动性欲。男性精囊、前列腺等性腺内分泌物的增加与淤积，女子外阴前庭大腺等分泌物的过多贮存，都可诱发性刺激和促进性欲。此外，既往性生活的愉快感受或者男女之间身体接触产生的性刺激等，也可以诱发性欲。所以，性欲是多方面因素综合作用的结果，不但思维、意识、情感、环境等因素与性欲相关，而且语言、文字、图画、音乐等也会给性欲带来举足轻重的影响。

男人的性欲和女人的性欲一样吗

从表面上看，男人的性欲似乎比女人强，因为在性生活中居于主动地位的女性比较少，这里面既有生理上的因素，但主要还是心理因素的影响。许多女人习惯于压抑自己的性需求，所以，在多数情况下，男人表现得比女人主动，但这不证明男人的性欲就比女人的性欲强。

处于青春期的男性比女性更富于性幻想，并容易将感情需要和性需要混为一谈。成年以后，工作的压力和家庭的负担会使青春期旺盛的性渴望减弱，但仍有少数人性欲一直比较强烈，在这一点上，女人和男人是一样的。男人的性欲在某些年龄阶段表现得要比女人强，但在另一些年龄阶段却可能完全相反。在性生活不和谐的夫妻中，产生性欲低下的一方往往是丈夫，其中年龄是个重要因素。男人的性欲高潮期通常在30岁以前，而女人则是在40岁左右才开始对性活动表现出浓厚的兴趣。

为什么有的人性欲强，有的人性欲弱

性欲是有很大个体差异的。性欲的强弱程度与下列因素有关。

1.遗传因素

性欲的强弱程度受遗传因素的影响。一个家族的成员，往往表现出类似的性欲倾向。

2.激素水平

人体中有多种激素，无论男性还是女性都是这样。在多种激素中，雄性激素对性欲的影响最大。雄性激素水平高，性欲就强；雄性激素水平低，性欲就弱，无论男女都一样。

3.感觉刺激

在多种刺激下，人体会产生各种各样的感觉，如视觉、味觉、听觉、嗅觉、触觉等，这些感觉可以激起性欲，在这一点上男性和女性没有明显差异。

4.性体验和性经验

如果以往性体验顺利并且性经验丰富，性唤起就比较容易；反之，性欲的产生就比较困难。

5.环境因素

人体会对外界环境的刺激作出多种反应，所以生活环境中的光照、温度、湿度、季节、饮食等因素都会影响性欲的产生。

6.文化因素

性欲的产生是一种个人行为，但性欲也与文化因素有关，在某种程度上它必须接受伦理、法律、道德，甚至医学的约束。

7.情绪变化

心理状态影响着性欲的产生，比如当人们被忧虑、恐惧、愤怒、抑郁、疼痛、痛苦所困扰的时候，一般是很难产生性欲的。

8.年龄因素

人的性欲会随着年龄的变化而变化。就一般规律而言，男性的性欲高峰在30岁之前，而女性则是在40岁以后性欲最为高涨。随着年龄的增加、内分泌的改变，体内雄性激素的减少，人体感觉会变得迟钝，导致性器官血液循环不良，再加上来自事业、生活及社会交往等方面的压力，这些因素都会使人的性欲减退。

9.健康因素

健康的生理状态是维持性欲的基础。人体的各种疾病，会影响性欲的产生。

总之，性欲是人的生理本能之一，它受多种因素的影响。

不要将性欲和性功能混为一谈

现实生活中，不少人对性都存在认识上的误区，将性欲和性功能混为一谈即是其中之一。实际上，这两者还是有区别的。

所谓性欲，是对性的一种要求、一种渴望的心情，而性功能则是将欲望化作具体行为的能力，完美、和谐的性生活需要性欲和性功能的协调和统一。如果能将性欲和性功能协调于一身，就能充分享受性带给自己的愉悦，要想实现这个愿望，需要不断地摸索和探寻。如果没有完成这种转化，就会导致性的各种不和谐和性功能障碍。

实际上，性欲和性功能分离的情况是很常见的，常见原因有生理性的，也有心理性的，还有疾病等因素。比如，进入青春期的青少年男性，开始出现朦胧的性意识，也具有阴茎勃起的能力，但他们对性的欲望还没有建立起一个明确的概念；一个习惯自慰的青年男子有可能担心自己患了阳痿，怀疑自己的性能力；老年男性，尽管岁月的磨炼使他们更加珍爱生活、珍爱爱情，对于性的要求（欲望）也很高，但是性功能却在慢慢地减退，直至消失；患有某些疾病的男子，尽管主观上很想"要"，但实际能力却"不行"；某些传染病患者，尽管性功能很好，但为了疾病的康复，必须抑制自己的性欲。

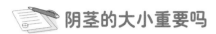

阴茎的大小重要吗

阴茎多大才算正常

阴茎大小存在着明显的年龄差异。男性在儿童期的阴茎较小，到了青春期阴茎开始长大，且颜色加深，成年后相对稳定，但其长短不一、粗细不等，均属正常生理现象。阴茎大小有一定范围，但多大才算正常，并没有一定的医学标准，一般通过测量阴茎长度（自阴茎根部到尿道外口）和阴茎周径来衡量。国内的泌尿外科专家曾对100例进行婚前体检的正常青年男性做了常态下阴茎测量，其测量结果发现，阴茎长度在6～9厘米的人共93人。北京协和医院泌尿科测量的结果证实，中国青年男性的阴茎平均长度为6.55厘米（未勃起状态下）。我国男性的阴茎长度多在6～9厘米，阴茎周径多在7～9厘米。一般认为，成年男性的阴茎在疲软状态下达到4厘米以上，勃起状态下达到8厘米以上，就基本上是正常的。但是，这并不是评定阴茎大小是否正常的标准，也不能说明不在此范围内的阴茎就一定不正常。一般情况下，阴茎的大小对性生活不会产生实质性的影响，除非过大或过小。

阴茎大小存在显著的个体差异，能够影响阴茎大小的因素有很多种，包括身体脂肪过多、天气过冷、压力等，但与身高没有直接关系。性医学专家认为，阴茎大小主要与种族和遗传有关。一般认为同等身高，白种人与黑种人的阴茎要大于黄种人。阴茎大小也受遗传因素的影响。

阴茎的大小会影响性生活质量吗

一般来说，阴茎大小并不代表其性功能的强弱，也不能作为评价性能力的标准。疲软状态下男性阴茎长度大于4厘米即可行使正常性功能。如果阴茎在青春期后疲软状态下短于4厘米，而且没有勃起功能，特别是第二性征发育不良，无精子且无生育能力，才可被认为是阴茎发育不正常。男性阴茎无论大小，只要勃起功能良好，能顺利插入女方阴道，并能在阴道内反复抽动射精，同时配合适当的性交技巧，女性所感受到的性刺激基本是相似的。当积累了一定的性交经验并掌握了各种性交姿势与技巧之后，绝大多数的夫妻在性生活方面都会感到满意。即使阴茎比较短小，只要发育正常，勃起功能良好，也不会影响性生活的美满与和谐。因为在勃起状态，阴茎大小的差距不是很明显，况且女性的阴道感受刺激最强烈的部分在阴道的外1/3处。

不要担心阴茎会萎缩

阴茎主要由平滑肌纤维、弹力纤维及血管组成，其大小与遗传因素和雄性激素水平有关。性发育成熟后，阴茎的大小也就确定了，但处于发育期的青年男性的阴茎会受激素的影响而逐渐增长。环境因素会影响测量结果，阴茎没有骨骼组织，平时比较柔软，冷热刺激及运动，例如游泳前和游泳后的阴茎长度肯定会有变化。另外，男性在身体发胖之后，阴茎周围脂肪组织堆积，阴茎会相对变短（部分隐匿阴茎），严重时会影响排尿，但不是阴茎萎缩。有的男性长个儿稍迟，在阴茎完全发育后又长个儿了，身体变高之后，阴茎自然会显得小了些，这是视觉上的误差。所以，大可不必担心阴茎会萎缩。

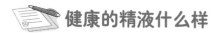 健康的精液什么样

精液的主要成分

男性在性高潮或遗精时，精液通过输精管、精囊、射精管、精阜开口及尿道被排出体外，这便是射精。

精液由精子和精浆组成，精浆又包括前列腺液、精囊液和尿道球腺液等成分，其中前列腺液约占1/3，精囊液约占2/3。精浆负责输送精子，并为精子提供能量和营养物质。精浆中主要成分是水，此外还有糖类、电解质、酶类、维生素等物质，这些营养物质是保证精子生存与活动的物质基础。各种液体射出的先后顺序为：首先射出的是尿道球腺液，接着射出的是前列腺液和精子，最后射出的是精囊液。

什么样的精液才正常

精液有正常和异常之分。什么样的精液是正常精液？根据世界卫生组织（WHO）精子质量第四版标准的规定，可以从以下几个方面进行判断。

1.精液量

正常的精液量大于等于2毫升。多于6毫升时为精液量过多，不但精子浓度降低，而且易从阴道中流出，常见于精囊炎；少于2毫升为精液量过少，但通常以1毫升以下为太少，此时的精液与女性生殖道接触面积小，或因黏稠不利于精子进入女方宫颈口而易导致性交困难、不育，常见于严重的附属性腺炎症、睾酮水平低下、射精管梗阻、逆行射精等。

2.颜色

精液的正常颜色是灰白色、乳白色或略带黄色。精液呈黄绿色提示生殖道或附属性腺存在炎症；精液呈粉色、红色，显微镜下见红细胞者为血性精液，常见于附属性腺、后尿道的炎症，尤其是精囊炎，偶见于结核或肿瘤。

3.酸碱度

精液正常的pH值为大于等于7.2，小于7.2见于射精管梗阻或受尿液污染；pH值过高者，见于精囊炎症或标本陈旧。

4.液化时间

正常精液射出后为胶冻状，5～30分钟后变为液体。如果精液射出30分钟后仍不液化属于液化延迟，60分钟后仍不液化属于异常，即"精液不液化"。

5.黏稠度

用玻璃棒接触已经液化的精液，轻轻提拉，可形成精液丝，正常时其长度小于2厘米。

6.精子数

一般以每毫升精液中的精子数表示，正常计数的精子浓度大于等于20×10^6/毫升。精子浓度小于20×10^6/毫升且总数少于40×10^6为少精子症，见于各种原因导致的生精功能障碍等，可因精子进入子宫腔及输卵管的机会减少而致生育力低下或不育。如果精子浓度大于25×10^6/毫升为精子过多，因其活动力及功能状态不佳，也可导致不育。

7.精子形态

正常形态（健康）的精子大于等于15%。畸形精子症可降低生育潜能，甚至可造成不育。

8.精子活动力

精子中呈直线向前运动者应大于等于50%。

9.精子存活率

射精后1小时内精液中的活精子应大于等于50%。导致精子活动力及存活率降低的常见原因有附属性腺炎症、精索静脉曲张、慢性呼吸道感染引起的纤毛不动综合征、精液中存在抗精子抗体等，日常生活中的不利因素也会影响精子的存活率。

10.精液内白细胞数量

正常精液中白细胞大于1×10^6/毫升。白细胞增多表明生殖道或附属性腺存在炎症或感染。

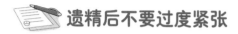 **遗精后不要过度紧张**

什么是遗精

在睡眠过程中发生的不自觉射精即为遗精，这是一种自然的生理现象，不用过度紧张。

许多男性的第一次排精发生在睡梦之中，此次的梦遗成为其由男孩到男人转变的重要标记。据调查，90%以上的成年男性有遗精史。

梦遗是标准的性活动方式之一。健康男性成年之后，如果没有结婚（无规律的性活动），也没有手淫，那么遗精将成为其排泄精液和宣泄性能量的重要途径，平均每月遗精3~5次属于正常现象。如果遗精过于频繁，影响了工作和学习或身体健康，则需要加以重视。

遗精可以是性梦的结果，与白天生活、思想活动、身体状况以及是否接触色情刺激等有关。另外，外生殖器受到内裤或被子的刺激，也可以导致遗精。如果原来性生活比较频繁，近来次数减少，同样也会出现遗精。

遗精会让男人损失宝贵的"精力"吗

1.遗精的主要原因

（1）沉湎于性的刺激中，并维持着较高的性兴奋。

（2）不良的精神心理因素，例如紧张、焦虑、恐惧、激动等不良情绪均可促发频繁遗精。

（3）不良的生活习惯，例如穿紧身内裤、酗酒、吃刺激性食物、剧烈运动、玩弄性器官、被窝过暖或棉被过于厚重、睡前过久的热水浴和足浴等。

（4）神经衰弱。神经中枢对射精中枢的抑制作用减弱，使得低水平的性刺激就可以造成遗精。

（5）泌尿生殖系统的炎症性疾病。

2.遗精的应对措施

生理性遗精只要进行必要的调整就可以了；病理性遗精应及时进行治疗。

（1）对于遗精的过度恐慌是没有必要的，要解除精神压力，不必为了遗精而背负沉重的负担。

（2）保持婚后一定频率的性生活，有长期频繁手淫习惯者要予以戒除。

（3）多参加社交活动，把精力集中在工作和学习上。参加健康的娱乐活动和体格锻炼，注意劳逸结合，睡前不要长时间洗热水澡，用冷水冲洗局部可以起到好的作用。早睡早起，不胡思乱想，不穿紧身内裤，睡觉时的被子不要太厚重，被窝不要过暖。

（4）不看易引起性刺激的读物，如淫秽录像、黄色小说、性挑逗很强的图片画面，睡前不饮酒和不吃刺激性食物。

（5）养成良好的卫生习惯，每日清洗外生殖器，包皮过长和包茎者要尽早处理。

（6）如果遗精现象频繁，可使用中西药物治疗。

男性对遗精的恐惧心理不仅在于担心会造成自己"肾亏"，更害怕遗精会让他们患上所谓的"脱精症"。《红楼梦》中曾经描述了贾瑞暗恋凤姐，因为不能如愿而患了所谓的"遗精痨"，并最终命丧于"脱精症"。民间流传的"脱精症"是指不能够遏止的房事活动，男人因元阳尽丧，会"冷汗如雨"地死在女人身上。

实际上，男性的精液远没有人们想象得那么重要。健康男性一次射出的精液量为2～6毫升，主要成分是水，还有极少量的蛋白质和无机盐，损失一些也无关紧要。此外，男性如果连续进行射精活动，将会使射精变得一次比一次困难，间隔时间越长，射出的精液量也就越少，而且精液主要是前列腺和尿道的腺体分泌出来的，并不太可能来自睾丸内的"元精"，这是人体的自然保护功能在起作用。性交中确实存在意外死亡的病例，主要与男性本身就潜在的威胁生命的疾病有关，因为性交需要耗费大量的体力而诱发，例如心肌梗死、高血压等，真正要命的并不是"性"和遗精问题。

男性怎样判断自己的性功能是否正常

性功能是人类的基本本能之一，在生活中的地位是不容忽视的。健康、完善的性功能不仅是身体健康的标志，而且影响着人的精神状态、生活质量、生育后代的能力以及人格魅力等方面，同时也是性文化中不可缺少的一部分。

怎样判断自己的性功能？如何对待自己的性功能？如果缺乏必要的知识积累，难免会走入误区。比如，有的人一旦发现自己的性能力出现一些变化就忧心忡忡，陷入焦虑和困惑，怀疑自己是不是性功能减退了，终日疑神疑鬼，乱吃补药，或者偷偷地去找江湖庸医，结果问题不但没有解决，还引发了别的麻烦。事实上，相当一部分怀疑自己性功能有问题而前去就医的"患者"，在经过相关的医学检查后，并没有发现有什么疾病，所谓的性功能减退实际是过度紧张造成的。

还有一些人与上述这些情况不同，他们一旦发现自己的性功能有问题，"死要面子活受罪"，迟迟不肯看医生，长期生活在巨大的精神压力下，当情况发展到非常严重的地步，不得不就医时，往往病情已经很严重，治疗起来自然相当困难。

怎样正确评价自己的性功能呢？以下几点供参考。

1.关注性器官的勃起状态

年轻且身体健康、精力旺盛的男性，无论何时，一旦有性方面的刺激，都会对性产生兴趣，阴茎能迅速勃起；年纪稍大一些的中年男性可能需要一段时间才能勃起，这些都是正常的。但如果发现自己的性器官有时候能勃起，有时候不能勃起，或者虽能勃起，但坚持不了多长时间，未到射精时就疲软下来，这种情况常常提示性功能可能有所降低，但问题不大，可以通过适当的食补、正确的药物治疗及科学的锻炼进行纠正。比较严重的情况是在较长的一段时间里，阴茎始终没有勃起过，这就需要看医生了，应该到医生那里接受检查后，再采取相应的措施。

2.判断自己性欲产生的方式

性欲比较旺盛的男性，一般都会在性生活中处于主动地位。在有些两性关系中，如果男女双方的性欲强度差不多，常常是男女互为主动，当然也不排除女方主动的情况。如果女方主动，男方能够积极响应，就大可不必为自己的性功能担心。如果男方在性生活中表现得很消极，必须依赖对方的主动，或者即使对方主动诱导，也很难激起对性的兴趣来，说明性能力出现了问题。

性能力出现问题，不要消极回避，积极的应对措施是寻求专业医生的帮助。除了男科医生，咨询心理医生也是十分必要的。如果没有器质性疾病，措施得当，问题并不难解决。只是一定要科学就医，而不是消极回避或"有病乱投医"。

3.对性的关心程度是性功能的一种表现

性功能包括性生理和性心理两方面的内容。一般情况下，性心理和性生理正常的男性，无论年龄多大，看见性感、年轻、漂亮的女子，会情有所动；看见妻子裸露的肌肤，就会有想抚摸的冲动，这是正常的性反应，不能一概归结为"下流"。

抽烟、酗酒影响性功能

性功能的健康与否受许多因素的影响，其中不良的生活方式会有相当大的影响，特别是抽烟、酗酒等。据统计，吸烟者中正常精子数会减少10%左右。若每天抽烟20～30支，精子畸变率显著增高。吸烟时间越长，畸形精子越多，精子活动力也越低。研究结果表明，吸烟还可以引起动脉硬化，90%以上的吸烟者阴茎血液循环不良，阴茎勃起速度减慢，阳痿患者中有2/3是吸烟者。

酗酒会对生殖系统产生更为严重的不良影响。酗酒可加速体内睾酮的分解，造成雌激素水平相对增高，睾丸萎缩，导致阳痿；过量摄入酒精，会引起胚胎发育异常、流产、低能儿，国外称这种低能儿为"星期天婴儿"，是父亲酗酒的结果，所以酗酒不利于优生。

尤为值得一提的是，吸毒对性功能更不利，大麻、海洛因和美沙酮等会使血液中睾酮水平降低而影响性功能。有资料报道，海洛因嗜好者中，性欲抑制者占100%；美沙酮嗜好者中，性欲抑制者占96.5%。两者均可导致性功能障碍。此外，不要无故长期滥用药物，如治疗高血压的药物氯噻嗪类利尿剂、螺内酯、利舍平、普萘洛尔、镇静剂安定、氯氮、甲喹酮等，对性功能均有抑制作用。

性生活不仅仅是性交

性生活是夫妻间表达感情、传递爱意的重要手段。在正常的夫妻性生活中，即使男性最终出现了高潮和射精，这也并不是性生活的全部内容，更不是它的首要目的。性生活还包括夫妻双方的精神交流、性生活中的默契配合和性交后的恩爱。性生活的质量，在很大程度上取决于全部过程的圆满程度。

有些人常把性交过程看作是第一位的，于是导致了性生活的过于急切、粗暴和简单的程序化。丈夫容易忽视妻子的情感需求，把性生活简化成一系列的动作，甚至有人为了显示自己"性能力强"而粗暴地强迫妻子与自己过性生活，极大地伤害了妻子的人格与情感。这种"性"多、爱少的方式，只会给对方带来痛苦和厌恶，而不是身心愉悦。其实多数女性最看重的并不是性交的过程，而是相互温存的感觉与感情交流。

有关调查显示，我国城市夫妻中大约有1/4的人几乎从不相互亲吻；差不多有一半的男性很少抚摸妻子，但他们均认为自己的婚姻生活是和谐美满的，或者是比较满意的。由此可见，多数男人往往是过分地偏爱最终的性交过程，这种现象在农村更为普遍，有些人只把性看作一种生活内容，是必须履行的义务，而不是为了传递爱。

现实生活中，人们在家庭、职场有很多问题都要面对，身心疲惫的情况时有发生。如果夫妻中的一方想要过性生活，而另一方的状态不好，只是勉强为之，那么性生活结束之后，不仅主动的一方会觉得毫无兴致，被动的一方也会更加难过甚至痛苦，长期下去会形成恶性循环。事实上，越是突发地匆匆行事，就越是极其狭隘地理解性生活的内容，也就越缺乏交流和深切感受，越会加重身心疲劳，结果把本来很美好的性生活变成消极、冷漠和缺乏激情的"机械运动"。夫妻双方难以体会性生活带来的愉悦感，甚至出现性功能障碍和性冷淡，并由此丧失了爱心、情趣及性的和谐之美。过去这种情况在中年男人身上比较多见，但近些年一些年轻人，甚至新婚不久的男性也抱怨"没意思"，其实是同样的原因所致。因此，无论男人还是女人都应该切记：为了爱而性交，而不是为了性交而性交。把握好这个基本点，一切问题也就顺理成章地容易解决了。

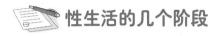 **性生活的几个阶段**

性生活大体有4部分内容，即性交的预备、性器官的交合、性行为的运动、性交的结束。这个过程又可以分为兴奋期、平台期、高潮期和消退期。

1.兴奋期

在肉体或精神上的性刺激下，性欲被唤起，身体开始处于紧张阶段。

2.平台期

平台期即性高潮前期，在这个阶段的基础上，身体的性紧张逐渐达到顶峰。

3.高潮期

高潮期持续时间很短，大约只有几秒钟的时间。高度紧张的肌肉经过痉挛，处于放松的状态，使人获得快感。

4.消退期

身体由紧张逐步松弛和消散的过程。

性生活的不同阶段，男女双方的身体都会出现相应的生理变化，但是这种变化是存在很大个体差异的。

怎样理解性快感

性快感是性生活中的一种心理感受，虽然目前还没有具体的量化指标，但可以从以下几个方面去体验它的存在。

首先是宣泄后的轻松感。男性在性刺激下产生性兴奋，阴茎勃起，产生交媾的欲望，达到射精。射精之后恢复平静，心境弛缓，获得宣泄后的满足，这是性快感的内容之一。

其次是夫妻情感的交汇融合。夫妻恩爱，相互温存依偎，进行爱抚，引发性冲动而进入性高潮。性高潮之后，双方进一步温存、体贴，会产生一种发自内心的愉快。

性快感的另一内容是在疲劳中体会快乐。从性兴奋的产生到最后射精结束，双方都有高强度付出后的疲劳感，这种疲劳感其实也是一种无声的交流，其产生的快乐是其他事情难以取代的。

总而言之，性快感不仅仅是性器官的感觉，必须从情感、心理和行为中去感受它的存在。单纯的性宣泄是粗野的行为，是不可能产生完美、快乐的感觉的。

CHAPTER

2

我的健康我做主

——一学就会的性保健方法

保护好男性的"特区"

保护睾丸特别重要

睾丸是男人最重要的特征之一，男人的许多第二性征如胡须、喉结、体毛、阴毛、生殖器官等的出现与发育，都离不开睾丸的"努力"工作。肩负着如此重任的睾丸，为了保持较低的温度，以维持合适的环境来生产精子，被"悬挂"在体外。所以，孤悬于体外的睾丸很容易受到伤害，男人必须对其加倍保护。

1.不要"碰"睾丸

睾丸很敏感，对于平时的轻微触摸都会觉得不舒服，就更不要谈强烈的碰撞了。睾丸若受到撞击，会妨碍内部的血液供应，引起睾丸发炎，最终还可能导致睾丸组织坏死。

2.不要让睾丸"旋转"

睾丸是依靠精索而悬吊于阴囊内的，精索内有供给睾丸营养的血管，若睾丸在阴囊内发生扭曲和旋转，就像人的脑袋被拧了

2~3圈一样，很难有"生还"的机会。所以，千万注意局部不要受到剧烈的撞击，一旦发现有旋转的倾向或行为，应该及时救治，以免丧失良好的治疗机会。

3.不要让睾丸温度太高

睾丸的"住所"阴囊可以起到"空调"的作用，自动地调节局部的温度，而过热的环境会让睾丸很"难过"。所以，那些破坏阴囊自然调节作用的人为因素，例如穿紧身裤、蒸桑拿浴、洗热水浴等，均应该避免。

4.少吃伤害睾丸的东西

俗话说"病从口入"，许多伤害睾丸的危害因素多是男人自己吃进去的，例如粗制棉籽油、残留农药、重金属、化学合成物等，均对睾丸不利，男人应该"口"下当心。

男性的"特区"如何呵护

大量临床实践告诉我们，前列腺炎、前列腺肥大、睾丸炎、附睾炎、鞘膜积液、精索静脉曲张、遗精、早泄、不射精、阳痿、阴茎硬结、阴茎癌等，都是危害男人健康的常见疾病，而这些常见的疾病都是发生在男人的生殖器官上的，我们称之为男人"特区"上的特有病症。可见，男人要想健康"性福"，首先要保护好自己的"特区"。

1.忌早恋及过早性生活

一般而言，男子到22～24岁才发育成熟，如果早早地过性生活，性器官还没有发育成熟，耗损其精，易引起不同程度的性功能障碍，成年后易发生早泄、阳痿、腰酸、易衰老等问题。

2.把握适度的性生活频度

适度的性生活可以给人带来愉悦的心境与体验，对身体健康与养生均有好处，但是，如果恣情纵欲，不知节制，生殖器官长期充血，会引起性器官的"严重抗议"，并容易诱发前列腺炎、阳痿、早泄、不能射精等毛病。

3.洁身自好

男人患性传播疾病，如梅毒、淋病、尖锐湿疣、艾滋病等，都与不洁性交有关；不洁性交不但容易使自己染病，还会把疾病传染给妻子甚至孩子，危害极大，切不可抱侥幸心理而为之。

4.选择大裤裆服饰

医学研究证明，睾丸在低温下可以保持良好的工作状态。经常穿牛仔裤会使局部温度过高，不利于睾丸制造精子，尤其是在夏天及气候较湿热时。所以，不要为了形体美而忽视或放弃健康。

5.坚持经常局部清洗

讲究性器官卫生不只是女人的事，男人也应同样重视，尤其是包皮过长者，要经常清除包皮垢，因为包皮垢不但易引起包皮阴茎头炎和阴茎癌，也易让妻子患阴道炎和宫颈癌。此外，男人阴茎和阴囊皮肤内皱襞和汗腺较多，尚有残余的尿液、未擦净的粪渣、同房后的分泌物等，容易藏污纳垢，并可以引发局部的炎症性疾病。

男人用温水洗下身的习惯，也称为洗"小澡"，可以将局部的烦恼一并洗去，是保护"特区"的重要举措。洗"小澡"有学问，先洗阴茎、阴囊，后洗肛门周围，洗过肛门的水就不能再洗其他部位了；擦干顺序也是如此，并且要单独预备毛巾供"特区"专用，千万不要与洗脚和洗脸的毛巾混用。

6.自我检查

经常自我检查，可以及早发现"特区"疾病并挽救生命。睾丸癌、阴茎癌之类肿瘤，早期发现的治愈率很高，一旦发展到晚期，则疗效不理想。因此，男性朋友应该经常查看一下自己的外生殖器官，没有人比自己会更敏感地察觉到自己身体上发生的潜在变化，甚至可能比仪器检查还要"灵敏"。平日应注意观察阴茎（尤其是阴茎头部）是否有硬结、丘疹、水疱、溃疡，睾丸是否有肿物、结节及疼痛，以发现早期阴茎癌、睾丸癌和性传播疾病等；经常注意排尿情况，是否有尿液混浊、脓尿、血尿、排尿困难、尿流细弱等现象，以便发现早期问题。

保护好女性的身体秘密

性生活不洁易引起哪些妇科疾病

　　不洁的性生活可引起女性生殖器官感染，如阴道炎、宫颈炎、输卵管炎和盆腔炎等。这些炎症可能成为外阴癌、阴道癌、宫颈癌及输卵管癌的重要发病因素。此外，性生活过早及混乱，经常经期性交等，也是宫颈癌发病的重要因素。所以，为了自身的健康，要远离不洁性生活。

女性有少量阴道出血要及时就医

　　成年女性若在月经之外出现短时间的阴道少量出血，有可能是排卵期出血和月经不调引起的，可以经过必要的检查来明确，并进行对症治疗；但是如果时间较长，就有可能是其他疾病引起的，一定要及时到医院进行治疗。

导致阴道少量出血的疾病有下列几种，让我们一起来了解一下。

（1）内生殖器炎症，如阴道炎、宫颈炎、子宫内膜炎等。

（2）卵巢内分泌功能变化，如功能失调性子宫出血、月经期间卵泡破裂、雌激素水平短暂下降所致的子宫出血。

（3）内生殖器肿瘤，良性的肿瘤如子宫肌瘤及其他恶性肿瘤。

（4）异物和外源性激素，如宫腔内放置节育器或使用激素类药物不当。

（5）病理性妊娠，如流产、异位妊娠、滋养细胞肿瘤等。

及早发现异常情况对疾病的治愈有着重要的意义，出现阴道出血最好到医院就诊，以查明原因，及时治疗。

禁欲对性功能有影响

人类大脑是掌握情欲的关键，当欲念在脑海里出现时，刺激会经由丘脑下部转移到脑下垂体，让人体产生想要付诸"性"的冲动，进而对阴茎发出"勃起"的指令。男性阴茎的海绵体富含平滑肌及血管内皮细胞，如果长时间没有勃起充血，这些平滑肌就会逐渐退化，从而影响海绵体的充血功能。若长期刻意地压抑欲望，人体会对以上的刺激模式产生陌生与疏离感，久而久之，在阴茎缺乏锻炼的情况下，运动神经也会变得迟钝，甚至退化。正常的男性若长时间禁欲，首先会对心理层面产生负面影响，进而引发性功能障碍。自发性的性欲是一种自然的生理反应，所以不要过度压抑它。已婚男女或是有固定性伴侣者，性欲有正常宣泄的渠道；若是单身或配偶长期无法进行性生活者，建议在性欲高涨难耐时进行适度的自慰。

健身过度会败“性”

多数人都知道，体育锻炼不但有利于身体健康，还能预防疾病，提高性唤起的能力，增强性高潮的快感。但你是否知道，过量的锻炼计划可能会败了你的“性”呢？

人们常认为锻炼过度，不过是身体疲乏而已，怎么能和“性”扯上关系呢？这是因为强度过大的锻炼不仅使得身体组织功能、肌肉过度消耗，无法恢复，还会导致身体各种机能低下，其中就包括性腺功能。同时，身体过度疲劳还会导致体力不支，影响“性趣”。

过度锻炼会使女性新陈代谢降低，体内脂肪含量减少，而脂肪对雌激素具有“仓储”的作用。对男性和女性都很重要的雌激素，是蓄积在脂肪中定期释放的。一旦脂肪减少，雌激素的分泌量也会大大降低，直接影响女性性欲的产生。例如，更年期女性由于雌激素过量流失，易导致老年性阴道炎、阴道萎缩而降低性欲。而中老年男性，缺乏雌激素同样会影响“性趣”，一旦补充雌激素后，性欲也会有明显的改善。

锻炼能助性，但要控制强度。中年人可以选择慢跑、体操、乒乓球等运动项目。女性适宜游泳、骑自行车、练瑜伽、慢跑，这些运动项目可以增强臀部肌肉和腹部肌肉的功能，提高灵敏性，让全身协调能力更强，有效提高女性性功能；而男性则适宜滑冰、俯卧撑、哑铃、单双杠等扭腰伸展的运动，这些运动能提高男性的肺活量，锻炼男性身体的敏捷性与协调性，并可以使男性的全身肌肉得到锻炼，尤其是腿部肌肉，这有利于帮助男性在性方面的"战斗"更持久。

特别要强调的是，运动要根据自己的能力和爱好，做自己喜欢的运动，这样才能持久，不要急于求成。锻炼的强度应该是：做完运动后第二天不觉得疲乏，还能做运动。如果前一天练完了，第二天觉得累，想要休息，就需要调整运动量了。

怎样才算过度手淫

用手或其他物品刺激玩弄外生殖器，以满足性欲要求的现象称为"手淫"。手淫是性成熟男女常见的一种性行为方式。有研究显示，大约青春期开始后，手淫频率急剧增加，14～16岁达到高峰，随后直线下降，在固定的频率内波动。结婚后由于有规律的夫妻性交，手淫的次数会明显减少，或者完全终结，但总体而言，90%的男性和60%以上的女性婚前有过手淫。男性手淫时一般只是摩擦勃起器官，而女性手淫的方式多种多样，可以通过抚摸阴蒂、阴道、子宫或乳头使自己兴奋。

一般来说，偶尔手淫或未婚男女每月手淫1～5次，不会影响健康，但过度手淫可对身体和性生活造成一定的负面影响。过度手淫的标准是什么呢？目前还没有可接受的医学标准。身体强壮、性欲强的人每天手淫1次可能仍然是正常的，而一个身体较为虚弱的人可能每周手淫超过2次就已经过度了。因此，手淫是否过度应该根据每个人的具体情况来确定，不能一概而论。

性幻想是正常生理现象

性幻想如同遗精一样，是正常的生理现象，并非思想道德有问题。有些人看到漂亮的异性便会产生性行为的幻想，这就是"性幻想"，是性欲的一种表现形式。男性性幻想的频率比女性要高。

值得一提的是"性妄想"，它是与"性幻想"完全不同的两个概念。一般来说，性妄想以性体验为主，是一种病理现象，患病人群为精神病人。他们在与异性交往时，常出现忌妒和钟情的情绪，表现出性欲增强和异乎寻常的性冲动。尽管性幻想和性妄想是不同的，但都会产生性冲动，有可能造成不良的后果，应该引起重视。有性幻想的人，可以通过文化学习、转移注意力等手段进行调整，性妄想的患者则应该进行专业治疗。

怎样调整性生活的频率

这是一个较难回答的问题。性欲的强弱因人而异，即使是同一个人也受年龄、体质、性格、职业、气候、环境、情绪等多种因素的影响。因此，性生活的次数不能机械地规定，而要根据双方身体的具体情况做适当调节。

成年后随着年龄的增加，人体的各种生理机能将逐渐减退，性机能也不例外。有人分析相关的资料后发现，30～34岁的男人每周的平均性生活次数是2.2次，以后逐年减少，到60～64岁时的每周性生活次数平均仅0.7次。所以，根据年龄的变化，一般推荐性生活的频率如下。

（1）新婚阶段：每周3～5次或更多。

（2）青壮年期：每周2～3次。

（3）40～50岁：每周1～2次。

（4）50～60岁：每月2～3次。

（5）60～70岁：每月1～2次。

（6）70～80岁：每1～2个月1次。

（7）80岁以上：每1～4个月1次。

夫妻久别重逢，往往性交较频繁，这是人之常情，但也要适当节制。

适度的性生活会给生活带来巨大的愉悦，而过于频繁的性生活可能会给健康带来不利的影响。你的性生活频度是否合适，可以根据性生活后的感觉来判断，以不出现明显的疲劳、精神萎靡、腰膝酸软和全身乏力为度。如果出现无精打采、头晕腰酸、心跳气短或食欲不振等，则说明性生活过度，就应当有所节制，适当延长性生活的间隔时间。有少数性欲旺盛的夫妻，向来性交频繁，而双方仍神清气爽、精力充沛，也应该认为是适当的。

有些男人容易放纵自己，沉湎于频繁的性生活不能自拔；有些男人将性交次数的多寡看作显示男人力量和尊严的象征；也有的男人只是为了单方面地迎合和全力满足妻子的性要求。因此，这些男人极其容易过分强化自己的性意识，企图在最短的时间内再度勃起，用意志的力量支撑疲惫不堪的身体进行性生活，这对身心健康有很大的危害，是不值得提倡的。盲目地推崇较高数量性生活的结果是无形中加重身体和心理负担，一旦年龄较大，或偶然遇到特殊情况而不能保持高频率性交，就会怀疑自己患了性功能障碍，甚至会对自己的整个人格和人生目标产生怀疑或失望。男性的性生活实践也并非"多多益善"，多数丈夫在亲身的性生活体验中，会渐渐地发现自己的性需求实际上在悄悄地变化，从需要大数量转为寻求高质量，希望获得更深切的情感交流和体验。

怎样延长性交时间

性交时间没有绝对的标准，一般为2～6分钟。在性交的过程中，男方坚持的时间越长，女方达到高潮的可能性就越大。如果时间太短，女方不易达到性高潮。

如何延迟射精而延长性交时间，可以通过以下几种方法来达到目的。

（1）精力不要过于集中。如果做爱时全身心地投入，意念就会集中在阴茎头上，甚至有自己全部身体融进去的感觉，如果此时分散一下注意力，会缓解射精的冲动。

（2）机械压迫阴茎头也可延迟射精冲动。

（3）戴避孕套后做爱时间一般会比较长。

（4）女上位性交，可以减少来自腰部的刺激而让男性的射精延迟。

（5）抽动速度减慢和幅度减小，可以让摩擦刺激来得不那么强烈。

此外，建议男性增强体质，一般体质较好的男性做爱时间要长些。除锻炼身体外，还要注意营养。男性和女性之间需要默契的配合，做爱是两个人的艺术，女性善于引导，男性可适当延长性交时间，而女性可获得足够的性满足。男性在即将达到高潮前改变性交姿势，能适当控制射精欲望，这也能延长性交时间。

正确使用"伟哥"

"伟哥"是万艾可（枸橼酸西地那非片）的俗称，是临床上常用于治疗阳痿的药物，但它只能在医生指导下使用。为使"伟哥"发挥更好的疗效，应注意以下几个问题。

1.不要轻易改变药物剂量

"伟哥"有25毫克、50毫克和100毫克3种不同剂量，医生根据患者情况使用初始剂量，然后找出最佳剂量。如果患者年龄超过65岁，或者有严重肝、肾疾病时，就要从最低剂量（25毫克）开始用。盲目增加药物剂量可能招致较大的不良反应，对于强化性功能却没有帮助；减少药物剂量则可能没有疗效。

2.在性生活前约1小时服用

在性兴奋状态下，"伟哥"可在服用后30分钟到4小时内帮助男性达到勃起。药物在人体内的最高浓度是在服用后1小时获得的，此时也应该是药物效力最强的时候，可以帮助患者获得最佳的阴茎勃起能力。

3.空腹服用

最好在空腹条件下或在饭后2小时以后服用，因为食物可能影响药物的吸收和效果，若在吃完高脂肪食物后服用"伟哥"，则需要较长时间才能发挥疗效。

4.需要性刺激

服用"伟哥"后，不要无所事事地等待性欲产生，而要有性交的"前戏"活动，包括与性伙伴的调情、拥吻、触摸等，这样可以增强性情趣、感受和阴茎的勃起硬度；若没有性刺激，不会引发阴茎的强烈勃起。

5.每日最多服用一次

如果在服用"伟哥"后没有获得满意的阴茎勃起，有些男人可能不甘心浪费大好的时机和破坏良好的情趣而选择追加药物。这样做是不好的，可能会明显增加药物引发的风险，并因此产生不良反应。

6.联合其他治疗方法

"伟哥"可以和其他治疗阳痿的方法合用，以增加阴茎勃起的效果，起到协同或相加作用。这样使用时还可以适当地降低"伟哥"的用量，因而降低治疗费用，例如其他口服药、阴茎海绵体内血管活性物质注射等，但必须在专科医生的指导下进行。

7."伟哥"并不适用于所有的人

小部分阳痿患者使用"伟哥"可能没有任何效果；有严重不良反应和不能承受性交的男人千万不要冒险；性功能正常的健康男性，服用"伟哥"并不能使性功能锦上添花；"伟哥"只适用于治疗男性勃起功能障碍，并不适用于儿童及女性，其他人不要服用。

此外，为了使"伟哥"治疗获得满意的效果，夫妻间的身体健康状况、体质、精力和情趣等都非常重要，一定要选择双方没有任何影响性生活的疾病、双方的体力和精力都比较充沛、双方对性生活的情趣比较高的时候，至少不是在极其反感的情况下进行性生活。选择一个温馨舒适的环境，不被外界打扰也很重要。

不宜过性生活的几种情形

性生活是已婚男女天经地义的快乐享受，性生活的快乐程度取决于夫妻双方是否全身心投入和彼此是否倾心配合。此外，不适当的环境、情绪、身体健康状况等因素都可能限制人们随心所欲地进行性生活。一旦出现以下几种情形，应该避免过性生活。

1.生病

尽管疾病并不是性生活的绝对禁忌证，但是在患有某些严重疾病时或者疾病的急性期内，一般是要禁止性生活的，因为性生活会对患者自身的健康和疾病的恢复构成一定的威胁。慢性疾病或者疾病的恢复期内是否能过性生活，需要获得医生的指导意见。患有性病的夫妻，一定要在性病治愈之后，并度过了传染期，才可以过性生活，否则勉强过性生活，受害者不仅是自己，还会通过性器官的接触而将疾病传染给对方。

2.过度疲劳

性生活是要消耗很大体力的，身体或精神疲惫时过性生活往往不容易达到高潮，收不到双方满意的效果。劳累后立即过性生活，还会损害健康，并容易诱发早泄、遗精、阳痿等性功能障碍。

3.心情不佳或心绪不宁

有些夫妻在一方情绪不佳或心绪不宁时勉强过性生活，不但得不到性生活的美满和谐，还会使情绪不好的一方对此产生反感，引起夫妻感情不和。如反复发生类似情况，还会导致女性性冷淡、男性阳痿或其他疾病，例如夫妻因为生活琐事拌嘴后、夫妻间由于担心怀孕而顾虑重重时等。

4.酒后

一些人习惯酒后行房事，有人甚至认为酒后过性生活会"提高质量"，能延长性交时间，尤其是一些早泄患者。其实，酒后尤其是大量饮用烈性酒后过性生活会造成许多危害，例如射精疼痛、血精等，还可能导致多种性功能障碍，最终会妨碍性生活和谐，而且酒后受孕还会给胎儿带来负面影响。

5.不讲卫生

性器官的卫生状况直接关系到夫妻双方的身体健康。生殖器官的不清洁，可以将细菌等病原体带入对方体内，构成对健康的威胁；反之，清新、整洁的卫生状况，不但有益于夫妻双方的健康，而且可以增强性感受，有助于性生活的和谐和美满。

6.准备不充分

性生活前的准备是夫妻间心理和生理进入"状态"的必要阶段，不可或缺。如果仓促进行性生活，并草率"收兵"，不仅难以让妻子达到性高潮，还会给她带来痛苦，久而久之，会使她对性生活丧失兴趣，是产生性冷淡的主要原因。

7.饱食或饥饿时

饱食可以使胃肠道充盈，大脑及全身各个器官（包括性器官）相对地血液供应不足，影响阴茎的勃起程度，故不宜在刚刚吃完饭后就过性生活。人饥饿时体力下降，精力不充沛，此时过性生活也往往达不到满意的效果。

8.精神过度紧张、抑郁、焦虑

精神极度紧张、抑郁和焦虑，易引起男性的早泄和阳痿或女性的性交疼痛（阴道痉挛）。所以，夫妻过性生活时要尽量保持轻松、愉快的心情，这样才能保证性生活的质量。

9.女性怀孕时

怀孕初期由于早孕反应且容易流产，性交次数应尽可能减少。到了妊娠末期，由于可能有妊娠高血压、尿蛋白及严重的水肿等症，性交次数也要相应减少，离预产期越近越要避免性交。妊娠中期性生活也应有所节制，孕期性交过多可引起子宫收缩，使孕妇感到腹痛，有可能会引起流产、早产、胎盘早期剥离和胎膜早破等情况，从而危及母婴健康。但是，有流产倾向及其他异常，怀孕中期如果宫颈口松弛，怀孕末期有妊娠中毒症、出血、破水等情况时，均应禁止性交。

10.女性处于月经期间

女性到了月经期，身体的抵抗力比平时差。女性的子宫内膜剥落出血，子宫腔内表面形成新鲜创面，子宫口也会稍微张开一些，碱性的经血中和阴道的酸性环境，阴道酸度降低，削弱了天然屏障功能，使其防御病菌的能力减弱。如果在此种情况下进行性生活，很容易将外阴部的病菌带入阴道、子宫颈及子宫，可能感染子宫内膜，甚至累及输卵管和盆腔器官，严重者会造成不孕。性交时的兴奋可使女性生殖器充血，导致经血量增多，经期延长。月经分泌物进入男子尿道，可能会引起尿道炎。因此，为了双方的身体健康和生育健康，不论在什么情况下，经期的性交都是应该禁止的。

11.人工流产后

人工流产后，宫颈口尚未闭合，子宫内膜也需要修复，宫颈内原来的黏液栓尚未重新形成。为了防止细菌进入宫腔引起感染，人工流产后一个月内及人流术后出血未净时不能同房，一旦同房也需使用安全套，既可以避孕，又可以防止细菌感染。

CHAPTER

3

可能不完美，
但可以享受性爱

——用智慧解决性问题

不要让阴茎的不完美影响性生活

阴茎短小怎么办

虽然阴茎的大小因人而异，并且有一定的医学标准，但也确有睾丸发育正常但阴茎比较短小的情况，即使能够勃起和射精，也极易造成性心理异常。

造成阴茎短小的因素有如下几类。

1.遗传因素

阴茎的大小受遗传基因的控制与影响。

2.发育与营养状况不良

体格健壮、身材高大的男性，外生殖器发育好，阴茎可能较为粗大，反之则可能小一些，但阴茎的大小不一定与身高成正比关系。

3.肥胖

如果小腹部、耻骨联合部、会阴部脂肪丰满突出，阴茎的发育往往欠佳，阴茎会相对短小。

4.其他因素

其他因素如内分泌紊乱、男性激素水平不足、阴阜或阴囊肿胀产生的阴茎"回缩"等，都可能造成阴茎短小。

目前，临床医学对小阴茎的治疗方法主要是手术，手术可以达到两个目的：一是延长阴茎；二是增粗阴茎。术后一般可使短小阴茎增长2～4厘米。对一些伴有阳痿的小阴茎患者，还可将硅胶条插入两条阴茎海绵体之间以增大和加粗阴茎，优点是手术方法相对简单、安全，但部分人可能在术后有阴茎异物感。

阴茎短小的非手术疗法是脂肪颗粒注射法，对阴茎造成负压吸引牵拉，以增加阴茎的动脉供血，使阴茎海绵体组织充盈，静脉回流受限，从而使阴茎不断增大。这种治疗方法要求患者的内分泌功能正常，尤其是血清睾酮水平也应在正常范围内，是一种物理与心理治疗相结合而又不干扰内分泌功能的较理想的非手术整形方法。

阴茎过大怎么办

女性的阴道有很大的伸缩性，所以阴茎即使再大，也基本都能插入其中，只是阴茎过大者应该注意性交动作不能粗暴，阴茎插入阴道也不宜过深，否则容易引起阴道撕裂伤。

值得一提的是，有些阴茎过大是某种疾病的信号，如丘脑下部或脑垂体存在肿瘤，或是大脑受伤、病毒性脑炎等原因，使促性腺激素分泌过多。此外，睾丸发生病变，使得睾酮分泌过多，这些因素都会使阴茎过大。因此，阴茎过大者应警惕是否患有上述疾病，接受专科医生的检查，以明确原因。

阴茎"折断"亦非罕见

阴茎在充分勃起后，若受到猛烈的撞击是会折断的，就像骨头折断一样，医学上称为"阴茎闭合性撕裂症"，也有人将阴茎折断形象地称为"阴茎骨折"。临床上阴茎折断的情况时有发生，是阴茎的海绵体外面的白膜不堪重负而发生破裂的一种特殊情况，属于男科的急症之一，需要紧急处理。实际上，阴茎的白膜是包绕与封闭阴茎海绵体的一层厚韧的膜状组织，在阴茎疲软状态下较厚，因而不易断裂；但是在阴茎充分勃起后，白膜明显变薄了，而且丧失了弹性、减少了韧性，使得阴茎海绵体白膜等组织超负荷，特别容易折断。

阴茎折断多发生于性情粗暴急躁的青壮年，常见于粗暴的性交行为，阴茎勃起时撞击硬物；也可由于男人自己的行为，例如粗暴的手淫行为。这种手淫主要是粗暴的折压或扭转已经充分勃起的阴茎。在颠簸的车内进行性交也会导致阴茎折断，还可以是女人对男人阴茎的粗暴"虐待"所致，例如女方过度扭转身体等。

阴茎折断很容易让男人产生强烈的恐惧感，并因此而顾虑重重。当阴茎折断时，可能会有一阵疼痛，并出现低沉的破裂声音，坚挺的阴茎迅速萎软，血液会流往周围的组织，令破裂一侧的阴茎明显肿胀，血肿的压迫可以使阴茎头偏向或弯向健侧，阴茎皮下出现瘀血斑。当皮下血肿达到一定程度时，出血便自行停止，数日后若无再度出血，血肿可自行吸收。

折断后的阴茎，局部会有明显的裂口，但仅累及阴茎海绵体，一般不损伤尿道海绵体和尿道。所以，尽管伤处肿胀和疼痛十分明显，但是一般不会影响排尿，也不会出现血尿和尿道口流血的现象。

一旦发生阴茎折断的尴尬情况，不要惊慌，要立即用凉水浸泡的毛巾进行局部冷敷，以减少局部充血和出血，同时将阴茎取高位，以利于血液的回流，然后立即就近到专科医院接受医生的诊治。

医生对于阴茎折断的处理方法有保守治疗（不开刀）和手术治疗两种。

保守的治疗方法是，医生首先进行尿道插管，在确保排尿通畅的前提下，对患者的阴茎用强力绷带加压包扎，用小夹板矫正阴茎形态的异常，用冰袋"冰镇"阴茎。同时给以口服药物，包括抑制阴茎勃起（阴茎勃起可以加重出血）的雌激素类药物、止血止痛和清热解毒药、活血散瘀药、预防感染的抗生素等。一旦病情稳定，内出血停止，可以对阴茎进行热敷，以促进阴茎内的血肿吸收。

患者可能对开刀的治疗方法感到恐惧，但方法不复杂，手术时间也比较短暂，效果比较明显、快速。对于阴茎折断的早期手术治疗，可以及时地控制内出血、清除血肿，并同时修补白膜上的裂口。

阴茎折断经过有效治疗后仍然可以过性生活，但是要在疾病康复后半年以上才可以进行，否则局部断裂处可能会再次折断。同时，在以后的性交时应该尽量避免粗暴的行为和对阴茎的"残酷虐待"，如在不适当的环境（时间、地点、场合）下阴茎出现勃起，可用转移注意力的方式使阴茎的勃起程度减弱或消失，以免再次遭遇尴尬。

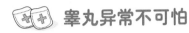 **睾丸异常不可怕**

睾丸扭转怎么办

睾丸扭转即睾丸的位置发生了旋转，多见于青少年，约有半数的患者是在激烈运动后发病的，侧卧位睡眠时也容易发生扭转。此外，某些先天性疾病，如睾丸发育不良、下降不全或精索过长等，都会导致睾丸扭转。

睾丸发生扭转后，患者会感觉阴囊突然绞痛，牵涉到小腹，全身出冷汗。检查时可发现睾丸肿大，上缩呈横位，触痛明显，抬高阴囊可加重睾丸疼痛。睾丸扭转后可在4～6小时内发生缺血性坏死，应争分夺秒地明确诊断，立即进行手法复位。如果手法复位失败，应立即手术探查，以免睾丸坏死。

只有一个睾丸，应该怎样面对生活

如果只有一个睾丸，将怎样面对生活？这是一个很现实的问题。能否同别人一样正常生育？生育的孩子是否会有"毛病"……无数的问题和无限的烦恼。

人体的许多器官都是成对配置以维持人类的重要功能，包括睾丸。既然健康男性都有两个睾丸，如果少一个显然是不完整的，也是不正常的，甚至对健康有潜在的危害，所以必须给予高度重视。导致睾丸缺失的主要原因有先天性的一侧睾丸没有发育，由疾病导致的睾丸萎缩，或因外伤、手术等因素意外丢失，或睾丸下降过程受阻而出现的隐睾症。

先天性的一侧睾丸不发育十分罕见；睾丸的炎症、外伤、手术等因素造成的一侧睾丸丧失，是可以自我感觉到的，也必定会给予高度重视；而一侧隐睾症则是比较多见且容易被忽视的。

仅有一个睾丸的男性，通常不会有明显的临床症状，但是需要对"丢失"的睾丸进行排查，如果是真的没有发育或已被切除掉，倒也不必担心；一旦隐藏在体内，则可带来潜在的危害。

在一侧阴囊内没有发现睾丸，不等于没有睾丸，睾丸没有在它应该在的"岗位"上（阴囊内），而是在"肚子"里安了家，医学上称之为"隐睾症"。造成睾丸"有家难回"的原因多种多样，但无论是何种原因，均可以因为腹腔里的较高温度而影响睾丸发育，导致生精和分泌雄性激素等功能出现障碍，甚至可以引发睾丸癌，隐睾恶变成睾丸肿瘤的概率比非隐睾人群高18～40倍，是人体内的定时炸弹。

寻找"丢失"的睾丸，需要在腹腔内展开，以确定睾丸的去向，一般是借助辅助检查仪器，B超和CT是首选方法，必要时可采用腹腔镜探查。判断隐睾是否发生了癌变，需要筛查甲胎蛋白（AFP）和β绒毛膜促性腺激素（HCG）。B超、CT和腹腔镜检查在鉴别睾丸是否发生癌变中也有重要作用。

通常来说，即使睾丸体积小，也可以产生足够量的睾酮，以满足日常生理需求。睾丸具有较强的代偿能力，许多仅有一个睾丸的男性，只要健在睾丸的功能是正常的，雄性激素分泌通常是正常的，就足以维持男性的性欲和性反应能力，不必担心性无能。

值得注意的是，健在睾丸的生精代偿能力与对侧睾丸丢失的时间关系密切。先天性的一侧隐睾患者或青春期前一侧睾丸切除者，对侧睾丸的代偿功能启动早，代偿能力也较强，睾丸多可正常发育，甚至表现出代偿能力增强，以弥补缺失一个睾丸对机体的影响，患者成年后的生育功能基本不受影响；青春期后才丧失一侧睾丸的患者，对侧睾丸的代偿潜能明显降低，睾丸体积一般不增大。据统计，60%～70%的单侧隐睾者仍然具有自然生育能力；而30%～40%的只有一个睾丸的成年男性，由于这个睾丸受到了不同程度的损伤，往往表现为少弱精子症，甚至无精子症，则不太可能自然生育。

值得庆幸的是，现代辅助生殖技术发展很快，可以帮助几乎所有严重的男性不育患者实现为人父的愿望，理论上只要有1个活精子，就可以通过试管婴儿技术获得后代；而性功能的康复也可以通过激素替代和其他方法获得满意结果。此外，除了外伤、手术的因素外，丢失一个睾丸，多是发育问题，通常是内分泌因素所致，与遗传关系不大，所以一般不会遗传给下一代，这可以通过遗传分析来筛查和排除。所以，大可不必为了仅有一个睾丸而忧心忡忡。

出现射精问题如何解决

怎样应对不射精

1.不射精的自我解决办法

不射精给男人带来了难以想象的痛苦和困惑，甚至让他们难以在妻子面前抬起头来，也导致了生育困难等问题。临床上治疗不射精都是围绕加强性刺激和增强男性生殖器官的直接性感受进行的，有时也会遭遇到难以想象的困难。但是，办法总比困难多，以下的各种方法不妨尝试一下，相当多数的不射精患者在家里最终完成了"第一次"射精行为。

（1）让性交的场所充满诗情画意和温馨舒适的情调，不要让任何人来打扰，让男性的心理状态达到完全放松的程度。

（2）将性生活的时间安排在晨起或充分睡眠恢复体力之后，使男性的精力和体力都达到最佳状态。

（3）减少性交频率或在一定的时间内节制性交均有利于射

精。性生活次数减少后，可以让射精中枢得到必要的休息和调整，精液的储备有相应的增加后，男性的射精感觉就会变得快速且强烈。

（4）加强性交前的诱导和"前戏"。妻子性感的身姿和妩媚动人的神态可以让男性想入非非，也因此而增强了性信号的刺激作用，同时要对丈夫进行性器官的刺激，尤其是性敏感部位的刺激，可以让男性尽快进入"实战状态"，待有射精预感时再进行性交。

（5）加强性交的动作和抽动的频率，这也是为了射精所进行的最后冲刺，并可以通过改变性交体位来增加性感受。同时，妻子应该刺激丈夫的性敏感区，例如口唇、舌、乳头等。

2.寻求医学帮助解决不射精

如果以上办法没有效果，可以考虑接受医学帮助，包括必要的检查和治疗。

（1）适当服用药物，例如小剂量的雄性激素可以增强性欲望、增加精液量，使得男人有可射之精，或者使得精液量增加，以期能够达到容易"溢出"的目的；左旋多巴可以降低射精阈值，让射精变得容易些；硝酸士的宁适度稀释后第二骶孔注射，可以直接刺激射精的低位中枢；麻黄碱可以让全身的肌肉紧张程度增强，使得性生活中的性感受来得更加强烈；维生素B_1、维生素B_6可以调整神经功能等。但是，药物的使用和注意事项必须得到专科医生的具体指导，切不可乱用，因很多治疗药物有一定的不良反应。

（2）按摩器等器械可以增强局部的刺激强度，可以尝试应用。绝大多数的男性是难以抗拒按摩器的巨大"攻势"的。

（3）电刺激射精应用于腰椎损伤后造成的不射精症。

（4）对于某些具有明确器质性不射精病因的患者，可以考虑进行相应的手术治疗。

如何治疗逆行射精

健康成年男性性高潮时的射精是从输精管道经由后尿道将精液从尿道口排出体外的。极个别男性，可能由于药物、疾病、不良性生活习惯等，在射精动作发生时，精液未能按惯常途径排出，却经膀胱出口将精液排向膀胱内，由于其与常见途径相反，称为逆行射精，给男性生殖健康带来危害。

对逆行射精的治疗主要包括病因治疗和对症治疗两种。

对于逆行射精所致男性不育，可以按照性功能障碍的一般治疗方法进行病因治疗。一旦患者恢复正常的射精功能，往往会迅速恢复自然的生育能力。经常采用的治疗方法包括药物疗法和手术疗法。

1.药物治疗

对于局部生殖器发育完整的患者，可以采用α-肾上腺素能受体兴奋剂类药物治疗，例如麻黄碱。此类药物可以增加交感神经对膀胱颈的控制力，提高其张力，因而可防止精液逆流。

2.手术治疗

尿道狭窄可以采用定期的尿道扩张。对于膀胱颈扩大造成的膀胱颈关闭不全的患者，症状轻者可以用硝酸银烧灼膀胱颈和后尿道；症状重者可以采用膀胱颈内括约肌成形术，缩窄膀胱颈，阻止精液的逆流，但要认真掌握手术范围，尽量避免因手术范围过广造成的排尿困难，或者因为手术范围不足而难以达到纠正逆行射精的目的。

对于反复治疗逆行射精仍然不能恢复正常射精的患者，可以采用对症治疗的方法来恢复患者的生育能力。

看到血精不要惊慌

什么是血精

有些人在性生活时偶然发现自己射出来的精液竟然是红色的，十分恐慌。这是由于性活动中局部的急剧充血和微细血管的破裂而引起的，在医学上称为"血精症"。血精给男性带来的巨大惊恐和不安是普通人难以想象的，它可以让男性精神消沉、对性生活没有兴趣，甚至恐惧性交。

对血精的恐惧，主要是由于人们受到了传统认识的影响。人们往往认为流血是一件十分恐怖的事情，尤其是与男性息息相关的精液里带血就更加不得了，因而患者往往迫切需要医生帮助他们立即"制止"这种"流血事件"的再度发生，而对于造成血精的病因没有引起充分的重视。

实际上，血精患者精液内的那么一点儿血液根本不会对身体健康造成任何伤害，但是造成出血的病因却是应该明确的。只要排除威胁生命的恶性肿瘤，血精即使十分顽固和难以控制，也大可不必过分忧虑。

出现血精怎么办

精液中带血即为血精，有生理性的，也有病理性的。精囊一旦被细菌感染，会发生扭曲、变形、扩张、管壁增厚，囊腔内充满黏液脓性物质，可累及输精管和射精管，会发生炎症。长时间感染可发生纤维化，精囊会变成坚实索条样的东西。精囊化脓时会蔓延至尿道、前列腺及膀胱颈。在精囊发炎时如过性生活或手淫，精囊受到收缩刺激，囊壁和输精管壁会渗血、出血，血液混入含脓的精液中，射出的就是发红的血精，这就是病理性的血精。非疾病因素导致的血精为生理性血精，主要是由于性交射精瞬间，精囊及输精管强烈收缩和松弛，腔内压力骤然升高和下降，这种大起大落的变化容易引起精囊和输精管内壁上的毛细血管发生改变而出血，血液混入精液中即造成血精，多见于性交次数少，甚至长期无房事者。

病理性血精是由身体的病变引起的，应及时诊断和治疗，生理性血精不用治疗可以自愈，二者有时不好区分，为安全起见，出现血精后一般应到医院就医。对于生理性血精，重点应放在调整性生活频率和防止性交不规律上。血精发生后停止房事2~3周，让破损的血管修复，即可恢复有规律的房事。

对于病理性血精，常见的疾病因素是输精管及附属性腺的炎症、输精管结核、肿瘤等疾病所致，其中尤以精囊炎导致血精的发生率最高。病理性血精与生理性血精不同，并无性交不规律的因素，却有相应的疾病症状，如排尿不适、腰酸腰痛、会阴部不适、低热盗汗等。有时通过检查还会发现精囊、前列腺等增大、变硬等异常。病理性血精有另外的一个特点，即如未经治疗，血精现象可以持续数日或数年，可持续出现或间歇出现。当怀疑有病理性血精时，或发生血精后经调整房事频率无济于事时，就应该去医院诊治，只有查明病因才能有的放矢地进行治疗。至于性生活问题，在控制血精状况前应适当延长房事间隔，以防血精现象加重。

遇到勃起功能障碍，心理治疗更重要

什么是勃起功能障碍

勃起功能障碍（ED）是指不能达到和（或）维持足够的阴茎勃起以完成满意的性交，也就是民间所说的"阳痿"，是临床上最常见的男性性功能障碍之一。美国国立卫生研究院（NIH）将男性的性功能低下划分为轻度、中度和重度3个级别，在40～70岁的健康男性中有52%的人存在不同程度的勃起功能障碍，15%以上的人属于中、重度，40岁以下的勃起功能障碍患者也不在少数。在中国的3亿成年男性中，勃起功能障碍患者有1亿多。勃起功能障碍患者中的半数会通过各种途径寻求医疗帮助。

以前，人们曾一度认为勃起功能障碍的主要因素是心理因素。目前研究发现，尽管勃起功能障碍患者绝大多数或多或少地被心理因素影响，有些完全是心理因素造成的，但由于辅助诊断技术的不断提高，器质性勃起功能障碍也很常见。

怎样判断自己是否患有勃起功能障碍

在过夫妻生活时，有些人可能由于偶尔出现的一次或几次表现不佳而怀疑自己的性能力，并轻率地给自己冠以"ED"的诊断。作为男性，关心自己的身体健康，包括性健康，这是无可厚非的。但是，这种不科学的判断方法往往因个人的认识不同而存在明显的偏差，从而对自己的性能力作出错误判断，这会给自身带来严重的心理负担。

怎样判断自己是否患有勃起功能障碍？比较科学的方法是结合以下现象观察，进行比较准确的判断。首先要注意性生活过程中是否"曾经"或"偶尔"有过比较满意的阴茎勃起，ED患者往往从来不会有满意的阴茎勃起。其次还可以通过在想到、听到或看到具有性刺激的情景时，阴茎是否有勃起反应来判断，ED患者往往不会有阴茎的勃起反应。在许多方面手淫过程与性生活具有同样特点，因此可以通过手淫刺激阴茎来观察是否出现阴茎的勃起和射精，以此来判断自己的性能力，ED患者手淫刺激阴茎不会勃起且不能射精。此外，在晨起时，ED患者一般不会有满意的阴茎勃起，或者根本无勃起；而性功能基本正常或属于心理性的ED患者可以有比较明显的晨起阴茎勃起，这种勃起程度可以通过科学仪器检测到，而这种仪器是可以由医生指导患者在家里使用的。

对于许多"痿"君子们，或者那些怀疑自己是"痿"君子的男性，或者那些自觉已经与"痿"君子是"近邻"的男性，如何准确判断自己的性能力是非常重要的。分析男人性功能的强弱应该从下面几个方面着手进行。

1.观察发病情况

男性应该注意观察勃起困难的发生是突然性的，还是在不知不觉中逐渐加重的。前者多为心理刺激所致，后者则提示存在器质性问题。

2.根据性反应特点进行分析

性欲要求基本正常，勃起反应较迅速，勃起持续时间不稳定，有时出现勃起不能持续现象，勃起硬度不够导致有时不能置入阴道，性快感基本正常，性交频度较以往较少，手淫时阴茎勃起反应基本正常。这种患者的性功能减弱程度轻微，多数是因为精神心理因素所致，或者是处于器质性疾病的初期、轻症阶段，往往通过心理调整、性技巧咨询或简单的药物治疗能获得改善或完全恢复。与上述情况相反的患者，可能就存在比较严重的性功能障碍。性功能减退比较明显，往往是器质性疾病所致，或者存在严重的精神心理异常，需要尽早寻求医生的帮助。

3.观察晨起阴茎勃起情况

晨起阴茎勃起经常出现者、晨起勃起的硬度比较满意者，勃起功能障碍多为精神心理因素所致；而晨起阴茎勃起消失者，或勃起硬度非常不满意者，其勃起功能障碍往往是器质性疾病所致，或有严重的精神心理障碍。

4.性功能障碍持续的时间

出现性功能障碍的时间越久，则说明病情越严重，有器质性问题的可能性越大；而性功能障碍出现时间很短，可能只是一时的问题，千万不要紧张和焦虑，否则就会庸人自扰，不利于疾病的康复，因为紧张和焦虑本身就是心理性性功能障碍的重要原因。

5.是否患有某些影响性功能的疾病和服用影响性功能的药物

糖尿病、高血压、精神科疾病等均可对男性的性功能构成严重的威胁，这些原发性疾病的持续时间越长，对男性性功能的损害越严重，治疗起来也会越困难。降血压药、某些抗生素、镇定安眠药、精神类药物等长期大量使用，可以明显地抑制男性的性能力，并且与用药的持续时间成正比关系。

6.是否存在不良的生活习惯及其持续的时间和强度

酗酒、吸烟过多、过度疲劳、烦恼、抑郁、困难的人际关系以及窘困的经济条件等问题，以及这些因素的持续时间和严重程度，都可成为造成男性性功能障碍以及难以恢复的重要因素。

偶发勃起功能障碍需要就医吗

偶发性的勃起功能障碍并不少见，是否需要就医，要因人而异。一般情况下，大多数男性都会经历偶然发生的性交阴茎勃起困难，这个现象既自然又十分普遍，只有少数人经医学检查确定有器质性病变，但大多数人主要还是心理问题，或身体与环境问题。

能否冷静地看待这一现象并接受它，会直接影响其后果。如果用科学的方法应对，一般不会受到伤害，并且能很快恢复，继续享受健康的性体验，甚至在妻子还未发现的情况下，这个问题就自然而然地解决了。有些人的情况则不同，他们对即使只发生一次性交时的勃起困难也会表现得忧心忡忡，甚至像旁观者那样监视着自己的性表现，这种畏惧心理和潜在焦虑，会导致这些男性过度关注阴茎的肿胀或疲软的程度，而忽视了其他方面的性体验，如果任其发展下去，势必导致心因性阳痿。

勃起困难是多种因素综合作用的结果，并非完全是生理因素所引起的。比如，有些人在外出度假时很正常，回到自己家里反而不行；有些人不愿意看到避孕工具，觉得避孕工具会抑制他们的性兴奋；此外尚有一部分人或者觉得自己阴茎短小，或者有恋母情结，或者有缺乏爱情的婚姻关系，这些不良心理都可以让男性自卑，甚至抬不起头来，变得日益消沉，对生命不再有激情。

健康是一种动态的过程，人们对自己身体偶然出现的一些问题要进行科学的分析，如果自己的专业知识不足，应该请教医生，而不是自甘认命，沉陷在误区中。在医生的指导下，用科学的方法卸下沉重的思想包袱，就能度过一时的困境，恢复正常的性能力。

治疗勃起功能障碍常用的方法有哪些

现代医学有着众多的治疗勃起功能障碍的方法和手段，但患者对此常会感觉茫然和不知所措。在选择治疗方法时，有两点很重要，一是在专科医生的指导下，二是要结合自己的经济能力。

目前临床上治疗ED的常用方法主要包括以下几种。

1.方便易行的口服药物

枸橼酸西地那非（商品名：万艾可，俗称"伟哥"）是男科学治疗领域的一次重大革命，也是美国食品药品监督管理局（FDA）批准的第一种治疗男性ED的口服药物，给全球数以亿计的ED患者带来了希望。万艾可以其服用方便、效果明显、安全性高等优点受到医生的青睐和ED患者的欢迎，是目前治疗ED理想的首选口服药物，有效率高达70%～80%。由于其外观呈蓝色，故有人又将其称为"蓝精灵"。同类药物还包括伐地那非（商品名：艾力达）和他达拉非（商品名：希爱力）。希爱力以其长效著称，小剂量每日使用可以自由选择性交，不必刻意顾及性交时机。

2.经尿道给药和外用药物

这种治疗方法具有局部给药、能使局部药物浓度较高，同时又不需要注射（非常方便）的特点，有多种药物剂型可供选择，例如前列地尔（即前列腺素E_1乳膏），具有快速、安全及简便的特点。

3.阴茎海绵体血管活性药物（ICI）

这种药物对轻中度血管性ED患者可以诱发有效的阴茎勃起，并对勃起组织和神经血管起着有益的局部作用，为ED的治疗提供了一个新的途径。它具有简便、起效快、效果明显等优点，虽然对于器质性ED患者不能根除病因，无法达到根本治疗的目的，需要每次房事前注射一次，但仍然被广大患者广泛接受，是治疗ED的有效手段，尤其是对于那些治疗失败、不能耐受或不愿意接受其他疗法的ED患者。

4.安全的非侵入性的负压吸引装置（VCD）

这种装置已被广泛用于ED患者的治疗，尽管效果不甚理想，勃起不够坚挺，但较之手术、阴茎海绵体内自我注射、假体植入等治疗方法而言，具有更加方便且接近勃起的生理过程的优点，基本上适用于各种类型的ED患者，尤其对于那些不愿意或不能进行繁杂检查和介入性治疗的患者，是有效、安全、简便、非侵入性而价格又较为低廉的方法，并可以通过与其他方法的联合应用来提高治疗效果。

5.血管重建术和静脉阻断术

该手术包括阴茎血管重建术和阴茎静脉阻断术。只要选择好手术的适应证，血管重建术治疗动脉性ED还是很安全、有效的。除了单纯性的严重的静脉漏可以进行手术治疗外，静脉漏患者一般都可采取其他的方法解决性功能问题，而不是手术治疗。

6.阴茎海绵体内假体植入术

该手术是治疗严重勃起功能障碍的最后手段，适用于其他疗法无效的海绵体器质性病变的患者。

7.心理治疗和综合治疗

心理治疗和综合治疗在勃起功能障碍患者康复中具有重要作用。由于勃起功能障碍的发展往往是渐进性的，患者常不愿意主动就医或未予及时有效的治疗。长久的勃起功能障碍会使绝大多数患者合并精神心理因素，害怕性交失败，有些人的精神心理因素可能十分严重。所以，心理治疗占有绝对重要的地位，解除患者的精神顾虑，可能会使治疗效果更佳。医生要与患者多次进行交谈，进行性知识的普及和宣传，同时让患者摆脱羞怯心理，配合其他的治疗方法，并动员妻子主动参与丈夫勃起功能障碍的治疗。

别让早泄伤了感情

什么是早泄

首先让我们来看看到底什么是"早泄"。目前临床尚无早泄的诊断标准，已经被多数人所接受的有以下几种观点。

1.时间短

吴阶平院士在早期从事性功能障碍研究时认为，男子性生活的正常时间为2～6分钟，低于2分钟者为异常。据此，临床医生认定：阴茎能够勃起，但未进入阴道或刚进入阴道就射精，时间往往不到1分钟者为早泄。

2.控制力差

男性在性生活中不能自主地控制射精。

3.马斯特斯和约翰逊的观点

性生活中，男性有50%的概率不能使女性达到性高潮。

4.其他观点

对比自身以往性生活的持续时间明显缩短，例如，既往20～30分钟的性生活时间，突然减少至10分钟甚至更短；自己及性伴侣对此均不满意的情况，也被认为是早泄。

在诸多的早泄概念中，问题比较严重的只有第一种观点。而临床应诊的患者，往往大多不是真正意义上的早泄，只是射精过快，妻子不满意，达不到性高潮，他们往往是因心理因素或性生活缺乏技巧及方法不妥而造成的。诊断早泄的一个基本前提是，夫妻必须是经过一段时间的共同生活后，持续存在上述某种现象者才可以认定是早泄。

早泄的病因

早泄的病因非常复杂，一般认为多与精神心理因素有关，是由于大脑的性中枢兴奋性增强所致，部分患者是由于阴茎过于敏感或某些疾病引起。

1.精神心理因素

这种情况主要是男性对于配偶的过于强烈的感情，使得射精中枢对射精反射的随意控制能力减退或丧失。例如，对自己的妻子过于崇拜和敬仰，总希望能够在性生活中显示自己的男子汉力量，让妻子获得最大的满足，但常常事与愿违，越是希望表现好却越是糟糕，紧张、焦虑、负罪感、担心性交失败，反而让男性迅速溃不成军；相反的情况更容易理解，对妻子感情淡薄、畏惧和敌视，或者另有新欢，婚内的性生活只是应付之举，因而希望快速草率地解决"战斗"，久而久之，养成了"办事"快速的习惯。

2.性无知和性经验缺乏

这种情况最多见于新婚夫妻，尤其是蜜月里的夫妻，早泄十分常见。这是由于新婚夫妻缺乏性知识，性生活中不善于把握对方的心理和生理特点，性经验不足，彼此配合缺乏默契等，而容易造成"洞房"里的不愉快。有一些男性可能由于一次或几次的性生活失败，产生了沉重的思想压力，这可以引起一系列的恐惧、焦虑等，从而诱发早泄。有些男性长期放纵自己的感情，沉湎于声色之中，也可诱发早泄。

3.性生活环境不佳

在一个不适宜的时间和地点，选择一个不合适的性伴侣进行性生活，常常会因为担心被别人发现等因素，而出现兴奋、刺激、焦虑、不安、恐惧等情绪，导致各种性问题，而早泄是其中比较突出的一个问题。此时的男性往往因难以自我控制而导致早泄，例如婚前性交和境遇性性交都可以引起早泄。

4.手淫心理

手淫者由于受到传统礼教观念的影响，认为手淫是一件羞耻的事情，不希望让别人知道，而同时又难以拒绝手淫带来的巨大的身心愉悦，因此在进行手淫的时候常常不自觉地养成了快速获得高潮的"快枪手"习惯。即使在婚后，有些人也难以完全纠正以往的"毛病"。此外，部分"手淫有害论"者，还常将手淫与性功能障碍，尤其是早泄联系在一起，也让部分男性难以在性生活中取得优良"战绩"。

5.缺乏生育知识

有些暂时不计划要孩子的夫妻，因为担心性生活中妻子会怀孕，丈夫会因此变得十分紧张焦虑，而在选择避孕措施时又很茫然，没有一个科学的计划，有些男性甚至选择体外排精等措施避孕，使得男性在性生活中难以尽"性"，也容易出现早泄。

6.性生活不规律

这种情况主要是指性生活频率比较低的男性，例如有人因为担心性生活过于频繁会影响身体健康而严格限制性交次数，这样难以维持较长的性交时间，往往一触即发，出现早泄现象；长期禁欲后的解欲者，也可能出现功能性的偶发性早泄。

7.各种疾病

器质性早泄可因阴茎的感觉过于敏感、感觉神经的兴奋度增高、射精中枢的阈值降低所致。引起这些现象的主要疾病有泌尿生殖系统的炎症，例如慢性前列腺炎、慢性精囊炎、慢性睾丸附睾炎、精阜炎、后尿道炎等；包皮过长或包茎以及包皮系带过短；精神系统疾病，例如躁狂型精神病、抑郁症等；糖尿病；神经系统疾病，例如脊髓肿瘤、脊髓外伤、中风、酒精和吗啡中毒等。

8.过度劳累和身体过度虚弱

婚后的房事过度、工作负担和压力过于沉重、繁重的体力劳动后、大病初愈后不久的虚弱状态等，都容易诱发早泄以及其他的性功能障碍。

以上是诱发早泄的常见病因，实际上有些早泄患者，可能同时存在多种诱发因素。只有找到早泄的诱因，并在性生活中回避这些不利因素，才能让男性远离早泄。

早泄有哪些危害

"早泄"不是一种疾病，而是一种症状。早泄男性在过性生活时，绝大多数是可以获得性快感并达到性满足的，这是由男性的性生理特点决定的。但是，射精速度过快，使本来就不容易获得性高潮的妻子难以达到高潮，因此会使男性感到沮丧，并可能丧失对性交的控制能力和兴趣。长久下去，必然要给男女双方性和谐的美满程度带来负面影响。性不和谐中最常见的"杀手"就是早泄，早泄使性伙伴不能在性生活中获得满足，而婚内性生活的不满意和不和谐是个别人寻找婚外情、乱交和第三者插足的重要导火索。尽管早泄是男性性功能的小问题，却有可能导致巨大的夫妻情感危机。

一些结婚多年的夫妻，男方存在早泄症状，女方可能从来没有感受过性高潮的滋味，从表面上看，夫妻和睦异常，彼此相敬如宾，性生活也有计划地定期完成，但平淡无奇的夫妻生活背后可能会有第三者插足的危机。

与缺乏色彩的婚内平淡、乏味的性生活相比，外部的片刻欢愉尽管是畸形的和充满危险的，但调情、追逐、接近"得手"的激动和纵情寻欢时的狂喜，对男人和女人充满难以抵御的巨大诱惑，因此可能鼓起了部分人的冒险勇气。要想杜绝这些不愉快事情的发生，必须稳定家庭生活的和谐美满，从婚姻内部找原因，根治早泄，以此密切夫妻的性生活和夫妻感情。此外，早泄还可能与部分危害身体健康的疾病相关，因此是不容忽视的。

假象"早泄"别担忧

早泄有真假之分。假象"早泄"让一些男性蒙受了不白之冤，困惑之余带来抑郁和焦虑，所以，以下几点值得注意。

1.偶尔的"失控"，不足为怪

在男科临床应诊中，多数"早泄"患者往往不是真正意义上的早泄，只是偶尔射精过快。诊断早泄的一个基本前提是，夫妻必须是经过相当长一段时间（3~6个月或更久）的共同生活后，存在持续的射精过快和难以自主控制现象，才可以认定是早泄。所以，偶尔失控者不必太紧张，给自己一段充裕的时间来调整，别给自己过早"定性"。

2.能"连续作战"者，别以初次论英雄

许多男性，尤其是青壮年男性，往往可以在一天内连续多次进行性交。但是，其中部分男性由于首次性交射精过快而让自己及性伙伴"败性"，便再也没有兴致继续下去，或者不知道还可以继续下去，从而认定自己患有早泄，这确实冤枉。

实际上，连续射精会让后续的射精变得越来越困难，自然性交维持时间将越来越长。能够"连续作战"者是性能力强盛的表现，是青壮年男性的特点，不必为第一次过快而盲目地自怨自艾。

3.久别重逢，"不快"才怪

虽然说"小别胜新婚"，但是小别后的激情膨胀和精液饱满也是让男性"快速"败阵的元凶，这也在情理之中。毕竟这些男子在经过适当的调整和后续规律性生活后，射精过快和难以控制的局面将彻底改变。所以，不能将其打入到早泄的"冷宫"里。

4.不在状态下的性活动也会"快"

夫妻双方在不利条件下的性活动，表现自然会不佳，男性发生早泄也很自然。

5.新婚"早泄"情有可原

新婚"早泄"发生的频度是比较高的。

新婚小夫妻刚刚获得"合法"性生活的"许可"，难以控制自己的激情，沉湎于性生活所带来的甘美中，这是合情合理的，但随之也会带来一些问题，例如对射精缺乏控制感。新婚后的一段时间内难以控制自己的射精过程是在情理之中的，多数新婚丈夫会遭遇这种情形。尽管极个别人可能存在影响射精控制的器质性疾病，但绝大多数是由于兴奋或性经验不足所致，只要善于摸索，几乎都可以恢复完美、和谐的性生活。夫妻双方积极主动参与，可以明显缩短这个过程。

6.月老错点鸳鸯谱

值得提出的是，一些来到男科门诊以早泄问题就诊的患者，不乏一些性交持续时间较长的患者，一些能够坚持10～30分钟，甚至更长性交时间才射精的男性也认为自己是早泄。那么，问题究竟出在哪里呢？

原来，男性和女性的性能力是不同的，男女间真正能够做到性生活完全和谐的很少，以性能力为标准的错配婚姻比比皆是，这就会出现两种情况。

（1）有些女性可能需要很长的性交时间才能达到高潮，或者存在严重的性功能障碍，此时尽管男性的基本性能力比较正常，但仍然难以坚持达到满足对方的性交时间，很容易被错误地归类为早泄。

（2）有一些女性可能很容易达到高潮，或者对男性的性能力要求不那么高。

所以，第一种情况的"早泄"是被冤枉的，是性能力不匹配的结果；第二种情况即使男性性交时间很短，也不会认为自己存在早泄问题。第一种情况下，夫妻经过一段时间的彼此适应和磨合，多可达到性和谐。

多数早泄可在家中治疗

对于早泄患者的诊治，医生一般先认真细致地倾听患者的叙述，以便在轻松的氛围中了解、掌握患病的状况，包括起病原因和症状，然后对症治疗。克服早泄的方法很多，应视原因不同而各异，而且每个人都应该摸索出最适合自己的方法。采用心理、性生活技巧、药物、治疗原发疾病等多种方法综合施治，绝大多数可以在家里自我恢复。

首先要摆正心态，夫妻间要相互体贴，消除紧张心理及一切焦虑因素，让夫妻双方认识到性生活是彼此的共同需要，同时掌握一些性生活的知识、方法与技巧，具体方法如下。

1.动动—停停法

当男性觉得出现了射精意识时，应该减慢或停止阴茎在阴道内的抽动幅度和频率，并采用一些分散注意力的语言交流或其他行为方法，往往可以淡化射精意识，然后再重新开始新一轮的阴茎抽动，并不断重复这个过程，直到夫妻双方均满意后射精。

2.增加射精次数

对于年轻患者，可以通过增加射精次数来延长性生活，即"不止一次射精法"。具体方法为：先采取手淫的方法射精后，再进行性生活。这样第二次射精的时间会明显延缓，过性生活就不会很快射精，从而达到延长性生活时间的目的。增加性生活频率的做法也与"不止一次射精法"有异曲同工的效果，但此类方法不适用于性功能低下的男性和身体整体状况呈衰退趋势的中老年男性。

3.使用安全套

用安全套罩住阴茎头，使其受到的刺激不是很强烈，从而达到延缓射精的目的。如果一个安全套不能达到效果，还可以再增加一个。

4.调整性生活时的体位

一般情况下，性生活中的体位多为男上女下，男性处于主动位置，大幅度的动作使男性较易射精，这不仅在于男性较女性性情较急，还在于该种负重的体位容易增加男性脊髓和射精中枢神经肌肉的性兴奋性。若换为女上男下的体位，或者侧位体位，使男性处于放松的被动体位，不仅能充分调动女性的情绪，而且幅度较小的动作有利于延缓男性射精，因为女性的动作往往是比较温柔和缓慢的。

5.镇静剂疗法

对于病情稍微严重的患者，在上述方法无效的情况下，可采用镇静剂治疗。于性生活前1小时服用镇静剂，或阴茎头局部应用表面麻醉剂，有效率接近40%，但往往会影响男性的性感受和性生活质量。

6.提高阴茎耐受刺激的能力

阴茎挤捏法，又称耐受训练或脱敏训练，是通过一种手法，使阴茎在受刺激的情况下不射精，重新建立较高的射精阈值，让阴茎逐渐耐受较强的性刺激。即通过（最好由妻子来完成的）各种手法，不断地刺激阴茎，当产生射精感觉时，用双手挤捏冠状沟基部3~5秒钟，20~30秒钟后可以让性冲动和射精紧迫感减弱或消失；或可以用双手向下牵拉睾丸，减少或消除性冲动和射精紧迫感，稍后再重复。每天进行1次，或每周进行2~3次，每次持续20~30分钟，连续训练3~6个月，将有助于克服早泄。此方法在国外比较盛行，但由于传统观念的差异，该方法在我国还未被广大患者所接受。

如何根除早泄

治疗早泄的药物比较局限，主要是针对产生早泄的精神心理方面用药，例如治疗抑郁症的抗抑郁药物，解除或缓解焦虑症状的镇静剂（安定等），局部应用的表面麻醉剂（1%丁卡因、1%达克罗宁油膏、3%氨基苯甲酸乙酯冷霜等）以及其他的一些调整自主神经功能等的辅助治疗药物。

抗抑郁药可以提高射精阈值，让男性不容易射精，使阴茎在阴道内受到很强的刺激后方能射精。一方面延长了性生活的时间，另一方面还能促使女性体会高潮的快感，可谓一举两得，临床实践证实疗效很好，费用低廉，患者服用方便，是目前治疗早泄效果较为满意的方法，有效率几乎达80%以上。性交前2～3小时口服盐酸达泊西汀片（商品名：必利劲）30毫克，可以有效改善和治疗早泄，是治疗早泄的药物。然而，这种药物必须到医院接受医生的治疗指导，患者切不可自行服用，盲目服用药物会适得其反。

此外，对于病情严重的患者，在上述方法无效的情况下，应该接受专科医生的咨询和必要的检查，以明确是否存在器质性病变，并采取相应的治疗措施，例如治疗泌尿生殖道的原发性感染（包皮阴茎头炎、前列腺炎、精囊炎等）；对于包皮过长的，可以考虑包皮环切术；海绵体内注射血管活性药物可以延长阴茎勃起时间；阴茎背神经离断术可以明显减少阴茎头的敏感度；对于合并ED患者还可以考虑阴茎假体植入。

早泄治疗的效果好坏以及疗效程度与治疗方法直接有关。值得欣慰的是，经过适当的治疗，早泄患者基本上都可以得到不同程度的改善（射精延迟），只不过程度可能有差异而已，这也与患者对早泄改善程度的个人期望值密切相关。到目前为止，早泄是所有性功能障碍治疗中效果最令人满意的疾病，几乎可以使所有的患者"挺"得更长久一些。

　　当尽欢时需纵情，乃是人之常理。相反，刻意控制自己的激情，往往难以获得自己所希望的结果，有时还会对身心健康造成一定的伤害。只要我们了解性生理和性常识，掌握科学的性生活技巧，自然会慢慢地体会和掌握性生活的真谛，从中获得最大的身心愉悦。

　　一些早泄患者在医生的指导下治疗一段时间后，感觉效果很好，但是一旦停止用药又反复发作，仅仅依靠药物治疗，不知道以后是否总要依靠药物来维持自己的性生活，怀疑对治疗所使用的药物有依赖性，这种情况在临床上还是很普遍的。

　　其实，早泄这个笼罩在男性心头上的沉重阴影，是长期以来形成的习惯，单纯靠心理咨询、性技巧指导和几个小药片（尽管可能很有效）很难彻底解决所有的问题。光靠治疗也不可能完全扭转多年来形成的早泄习惯，必须重新建立新的性生活习惯。丈夫一定要将自己的困难告诉妻子，以得到妻子的谅解。治疗丈夫的早泄，妻子是最好的医生，妻子有义务也有权利在性交时督促丈夫改变以往的习惯性体位、动作，让丈夫尽量减少性交中的动作幅度和频率，甚至可以在性生活过程中做短暂的停顿来缓解射精的紧迫感，这样才能从根本上解决问题。

　　实际上，夫妻双方密切地配合，并采用一些行为疗法来训练男方控制射精的能力，就可以达到延缓射精的目的，做到"收发"自如、随心所欲，圆满地解决早泄问题。因而针对此病，药物并不是必要的，或者不能在男性最"困难"的时候仅让药物起扶持作用，不可将一切责任完全"交付"给药物。

性交疼痛别忍着不说

为什么会发生性交疼痛

性交疼痛一般多发生于女性，有的女性在性交时因性器官发生疼痛而拒绝性交。发生性交疼痛的原因很多，常见原因是精神心理因素所致，少数是由于器质性疾病所导致的。

1.新婚之夜性交疼痛的原因

新婚伊始，性生活刚刚开始，由于缺乏性经验，性交技术不当或双方配合欠佳，精神紧张、急躁，在性兴奋不足的情况下急于性交时易发生性交困难、性交疼痛甚至性交失败。

2.不正确或不良性心理

由于接受了错误的性教育，把性活动视为下流、邪恶和淫荡行为，因而造成了否定性活动的概念，或者既往由严重创伤性性活动造成的精神性性活动病史，此外还有妊娠恐惧等。

3.性兴奋不足

性兴奋不足所致的性交疼痛，主要是男女双方性器官分泌物不足所致。

4.其他非病理性性交疼痛

有些性交疼痛见于急于性交、动作粗暴、技术不当等原因，如男方阴茎插入过快，可带动女方阴唇嵌入阴道而产生疼痛。

5.病理性因素

一些器质性疾病如处女膜坚硬、阴部感染、严重的子宫颈糜烂、子宫内膜异位症等也会引起性交疼痛。

男性发生性交疼痛多为病理性病变所致，例如包茎、阴茎硬结症、包皮阴茎头炎症等，少数与生理解剖因素有关。

性交疼痛怎么办

性交疼痛的原因不同，处理方法也是不一样的。

1.新婚之夜性交疼痛

新婚之夜性交疼痛一般是暂时现象，经过双方努力，多次尝试后，能够缓解或消失。婚前夫妻双方应学习一些性器官解剖知识，其中有关处女膜的知识最为重要，因为首次性交所引起的处女膜损伤和疼痛，可以造成当时或数日内的性交困难，如果对此认识不足，可能导致男女双方发生性功能障碍。处女膜是由黏膜和纤维组织构成，里面有血管，大多数在首次性交时撕裂，伴有少量出血及疼痛，并无任何不良后果，所以不必恐慌，只要暂停性交几日，待伤口愈合后再性交即可，一般经过2~3次性交后就不再会发生疼痛了。

2.性兴奋不足所致性交疼痛

正常男子性兴奋时尿道旁腺会分泌液体，以易于阴茎插入阴道内。正常女子性兴奋时位于阴道口的巴氏腺分泌少量黏液，同时阴道壁内的血管充血，也有液体渗出，这些都有利于性交。如果一方或双方缺乏这种必需的分泌物，性交时性器官处于干燥状态，强行性交势必会发生疼痛，因此性交前要做好心理及生理的准备工作。夫妻双方应具备一定的性知识，了解女子性兴奋的产生往往比男子慢，男女双方在性交前需充分进行性兴奋的唤起活动，包括各种爱抚方式，待双方的性器官分泌物足够多后再性交，这样做不仅可以顺利完成性交，而且也不会引起疼痛。

3.其他非病理性原因导致的性交疼痛

此种情况见于急于性交、动作粗暴、技术不当等。解决问题的关键一般在男方，这与男方的文化素养、性知识的掌握程度有关。男方在性交过程中一般处于主动地位，而且性兴奋来得快，所以男子应特别注意关怀和体贴女方，多采用爱抚方式唤起女性的性兴奋，这样可以避免女方的性交疼痛。

如果女性患有器质性疾病，如处女膜坚硬、阴部感染、严重的子宫颈糜烂、子宫内膜异位症等疾病导致的性交疼痛，应当及时去医院检查并接受相应的治疗。

性交时阴道不够润滑怎么办

一般情况下，如果准备工作得当，女性在产生性欲的同时，体内会分泌液体，阴道是润滑的，可使性交顺利进行。但是有些时候，出于各种各样的原因，性交时性器官十分干燥，阴道分泌物很少，不够润滑。解决的方法是在房事前多做些调情动作，通过充分的性诱导，促使性器官分泌液体。

但是，进入更年期以后的中老年女性，由于体内性激素水平逐渐下降，大阴唇和小阴唇的皮下脂肪组织减少，即使有充分的性诱导，也未必会使阴道润滑。正确的做法是在专科医生的指导下，适当口服激素类药物以缓解外阴干燥的状态，或者将润滑剂涂抹在阴道口或男性阴茎部位，以起到润滑的作用。

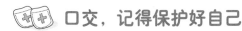 # 口交，记得保护好自己

你能接受口交吗

口交是指口腔与阴茎接触的一种性交方式。口交，在我国古代被称为"含阴"或"吹箫"，西方人形象地称为"69"式。

中国古代房中术认为精液是人体非常重要的物质，应该加以保护，尽量减少损失，因此，出现所谓"闭而不泄，还精补脑"之说。有些女性也希望获得这种宝贵物质，认为能够延年益寿，永葆青春。其实精液中的营养物质并不多。

应该怎样看待口交？大多数性学家的意见是，口交也是性行为方式之一，只要不是以口交完全代替正常的性交就是正常的。就生理结构而言，口腔黏膜柔软光滑，感觉丰富，舌头柔软灵活，能够对阴茎造成强大的、愉快的刺激作用，使女性和男性都产生明显的性兴奋和快感。

没有射精的口交作为性交"前戏"是很好的激发性兴奋的行

为，某些女性月经期性欲旺盛，某些男性在女性月经期仍想性交，口交是一种较好的替代方式。在阴道有炎症或者无任何避孕措施的非安全期，口交也是一种很好的选择方式。

但是，口交行为应以夫妻双方自愿为原则，不要强迫任何一方接受口交，造成心理压力，甚至影响普通的性交行为。许多人只是将口交作为性交"前戏"，最终仍以阴道性交结束，或者偶尔尝试一下口腔内射精的新鲜乐趣，都是可以接受的。

口交者要把好"病从口入"关

男女的外生殖器皮肤皱襞多，容易成为藏污纳垢之所，再加上外阴部常分泌液体，并且可能存在尿、粪残存物及女性阴道的分泌物，在不透风的情况下容易形成有利于病原体繁殖的环境。因此，没有进行必要的清洁工作就口交，会给双方健康带来潜在的威胁。口交除了可以传播一般的性传播疾病外，还特别容易感染粪一口途径传播的消化道疾患，例如阿米巴病、沙门菌病、病毒性肝炎、志贺菌病等。所以，口交者既要懂得保护自己，又要注意保护对方。

1.保护自己

如果对方的尿道口或阴道口有分泌物，一定要格外注意，因为正常健康男性的尿道口不会有分泌物；健康女性阴道尽管会有少量的分泌物，但如果分泌物的量增加、颜色不对、有异味或有局部刺痒感，也是不正常的。另外，如果阴茎或阴部有红肿、红疹、凸起物、破皮、溃疡或溃烂，也要格外小心，这些都可能是感染疱疹、梅毒和尖锐湿疣等疾病的症状。在这种情形下，不要口交，也不要有性生活，以保护自己的安全，否则可能患淋菌性咽炎、口咽部尖锐湿疣和支原体感染等疾病。

从微生物学的角度看，口交可导致口腔的菌群失调、微生态失衡，从而引起口腔、咽部及消化系统疾病，尤其是在接吻、口交、阴道性交等多种性行为交替进行后更加严重。所以，平时要注意身体健康，坚持体育锻炼，饮食科学合理，工作劳逸结合，提高机体的免疫力，可以抵御一般的感染性疾病。

2.保护对方

口交时要用嘴唇包住牙齿，以免伤害到阴茎引起坏疽性阴茎头炎、龟头溃疡，避免局部的感染。

3.保护双方健康

即使对方没有感染性疾病，但口腔皮肤黏膜有破损之处，哪怕是非常微小的破损，也不应该进行口交。因为人的口腔是细菌最多的部位之一，而一般人多患有龋齿或牙龈炎，病原体容易从牙龈炎的伤口进入而引发急性感染。

口交作为性活动的一种方式，同其他性交方式一样，必须讲究性卫生。仔细地沐浴和清洗生殖器会减少细菌的生存机会，并且要有固定的性伴侣，排斥多性伴乱交，正确把握口交的对象。

对于身体健康者来说，口交一般是不会传染疾病的，但对于患有性传播疾病的人来说，这种方式则可以传染淋菌性咽炎等疾病。性传播疾病也并非完全是由于性交而造成的传播，性病之"毒"也可以从口而入，故同性传播疾病患者口交也可以被传染。例如，梅毒的病原体是细小的螺旋状细菌，对人体的皮肤黏膜有很强的亲和性，即使是皮肤黏膜微小的破损，也可以钻进去，通过破损的皮肤、口腔黏膜和口腔溃疡面等传染。口交还可能造成病毒性肝炎的传染。另外，艾滋病也有可能经由精液、通过口腔的皮肤破损进入血液。但是，这笔账不应该算在性爱方式上，而应该算在性传播疾病的头上。

招惹是非的肛交

　　人类在漫长的进化过程中，形成了与其他动物不同的自然的、科学的性生活方式，并适当地变换性生活方式，其中不乏"出格"之举，并招致了众多的争论和非议，肛交就属于这种"出格"的性生活方式之一。肛交并不流行和普遍，即使发生也是偶然为之，但肛交一旦成为让人欲罢不能的习惯时，可能就是性心理障碍的病态表现，其成因多与某些特殊的性经历有关。

　　肛交通常指男性将阴茎插入性对象的肛门以获得快感，广义的肛交还包括以手在性活动过程中插入肛门的刺激方式。有调查表明，城市夫妻肛交的发生率是7%，另外有13%以上的夫妻，尽管自己没有过肛交，但认为这也是一种获得性快感的性交方式。性学专家的研究结果也表明，肛门区与口唇一样具有明显的性意义，并可以终生保持相当程度的性感受能力。

肛交的缺陷和弊端

与常态的性交方式（阴茎—阴道性交）相比，肛交的缺陷和弊端也是显而易见的，主要包括如下几方面。

1.阴茎进入肛门口比较困难

调节肛门开闭的肌肉群比较坚实，肛门也比阴道狭窄，阴茎进入不但会引起疼痛，还容易造成阴茎和肛门皮肤的损伤。

2.肛门直肠的伸展和润滑作用不如阴道

女性的阴道具有高度的伸展调节潜能，阴道壁的渗出液和前庭大腺的分泌液又为性交提供了充分的润滑作用，为阴茎的顺利无痛进入提供了方便，而肛交却没有这些方便之处。

3.肛交容易感染疾病

直肠黏膜的强度远不如阴道，强行进入后容易造成直肠黏膜撕裂伤，为精液、血液和粪便中的病原体打开了进入之门。

4.性感受强度不如阴道

肛门直肠与阴道相比，动情潜能十分有限，肛交中不能体会到阴道性交所带来的复杂微妙的性爱情趣，因而在心理上和生理上的感受都要大打折扣。

5.有时是被迫之举

某些情况下的肛交是单纯为了满足男人的被迫之举，被动接受肛交者的心理和生理状态都不会很好，久而久之，可以影响到一方或双方的情感和对性的渴望，对以后的性生活和正常生活都有害处。

肛交时的注意事项

由于肛交对双方的健康构成了潜在的威胁，因此应注意以下几个问题。

1.肛交可能传染肠道传染病

肛交可以造成"肠炎"样的症状，并迁延不愈。以腹泻为特征的多种肠道传染病，例如细菌性痢疾、胃肠炎、伤寒等，都可以通过肛交传播。当妻子患有上述相关疾病时，男性的性生活方式应该回避肛交。

2.肛交能刺激直肠

由于肛交会造成对直肠的强烈刺激，所以某些接受肛交的人可能由此患上大便失禁、肛门撕裂、肛周肌肉损伤、肛周感染、痔疮、脱肛等疾病，反过来还可以引发男性阴茎（生殖器）的炎症。

3.肛交能传播性病

与患有性病的人进行肛交，可以将疾病传染给对方，出现肛肠梅毒、肛周尖锐湿疣等性传播疾病。无保护性的肛交是艾滋病的主要传播途径之一，可直接威胁到肛交者的生命安全。

此外，在肛交之后，如果选择继续进行阴茎—阴道的方式性交，男性一定要对阴茎进行彻底清洗后再插入阴道，因为直肠内和阴道内的菌群是不一样的，直肠内的细菌被带进阴道时会造成严重的阴道炎。

阴道痉挛怎么办

阴道痉挛是一种心理、生理综合征，指阴茎插入阴道时，环绕在阴道外口的肌肉出现不可控制的痉挛，造成阴道缩窄，严重影响女性的性反应能力，甚至会影响正常的婚姻生活。

阴道痉挛的常见原因有以下几种。

1.病理因素

外阴或阴道的器质性病变，如处女膜异常、先天性阴道发育畸形、外阴感染形成溃疡、外阴部肿瘤和萎缩性阴道炎、产伤或妇科手术后造成的外阴异常等，可使性交时产生疼痛而致痉挛，是一种保护性反射。另外，盆腔内子宫、卵巢、输卵管的疾病、炎症等也可引起阴道痉挛。

2.心理因素

有错误的性观念，把性活动视为下流、邪恶的行为；或者既往有严重创伤性性活动或精神性痛苦的性活动病史；或是新婚女性缺乏性知识，对性生活过分害怕；此外，还有妊娠恐惧，怕传染上性病的顾虑等。这些因素均可导致出现焦虑、抑郁的情绪，使女性在性交时精神紧张、阴道痉挛。

根据痉挛肌肉的部位和程度，如会阴部、肛提肌群、骨盆肌群、臀部等情况可分为不同程度的阴道痉挛。病情严重的患者，还会使双大腿内收，极力向后撤退整个身体，甚至企图逃离检查床或大喊大叫。

　　治疗方法应根据病因而定，积极治疗各种器质性病变，如外阴溃疡、盆腔炎等。更多的是综合治疗的方法，如学习性知识，使患者解除思想负担；指导正确的性交技术；根据需要考虑使用阴道扩张器，逐渐使阴道肌肉的收缩得以缓解。焦虑或抑郁者，可在性交前服用少量镇静止痛剂，或在阴道口涂10%可卡因软膏减轻其局部疼痛，能使症状解除。绝大多数的阴道痉挛是可以治愈的。

包皮嵌顿怎么办

　　包茎或包皮外口狭小的包皮过长者，如将包皮强行上翻而又不及时复位时，狭小的包皮口可紧勒在阴茎冠状沟上，阻碍包皮远端和阴茎头的血液回流，致使这些部位发生瘀血和肿胀，这种情况称为"包皮嵌顿"，多因性交或手淫引起。包皮嵌顿后局部会有剧烈疼痛，阴茎头部红肿，包皮出现水肿。嵌顿的时间越长，肿胀就越严重，如不及时处理，包皮和阴茎头还会发生缺血、坏死。

　　所以，包皮嵌顿后要及时接受治疗，可将其复位，一般可以自己进行手法复位。用两手食指和中指握住包皮，两大拇指放在阴茎头部并轻轻用力将其推向包皮内，即可使嵌顿的包皮复位。如果包皮嵌顿的时间较长，手法复位不能恢复者，应尽快到医院就诊，进行手术复位。而预防包皮嵌顿的最好办法是做包皮环切手术，将包茎或过长的包皮切除，就不会再发生包皮嵌顿。

什么是精索静脉曲张

　　男子精索内含有睾丸静脉、睾丸动脉、输精管等，如果精索内的静脉发生曲张，就会使睾丸的静脉回流受阻。男性精索静脉曲张的发生率为10%～15%，大多数发生在左侧，双侧发生者很少，单纯右侧发生者更少。不少青年患者症状不明显，直到婚前检查时才发现。患左侧精索静脉曲张者，会发现左侧阴囊比右侧大，皮肤上有扩张的、扭曲的浅蓝色静脉团，用手摸上去就像蚯蚓状的扭曲血管，平卧后消失，站立时或增大腹压时可在睾丸上方精索部位出现蚯蚓状肿胀的血管团。常见阴囊下坠不适和钝性疼痛，站立或行走时症状特别明显，卧床休息后症状可以缓解，有时疼痛不适感可放射到下腹部和大腿根部。有些人还伴有神经衰弱、性功能障碍。患有精索静脉曲张者常并发不育症，是由于精索静脉曲张时，睾丸内温度升高了0.6～0.8℃，代谢废物的蓄积与组织缺氧使精子活动力变小，精子生成及成熟发生障碍。治疗措施主要是手术高位结扎曲张的精索静脉。

男性怎样应对性欲低下

性欲是指对性交的兴趣，它在受体内激素水平调节的同时，还受社会、家庭等周围环境因素的影响。性欲的强弱程度因人而异，即使是同一个人，性欲的高低也随年龄、精神状态、身体健康状况、生活条件、工作性质、夫妻感情等不同而发生变化。

人是有性欲的，男女皆然。性欲低下的主要表现就是对性生活缺乏兴趣，原因有器质性和精神性的两种。男性的性欲低下常伴有阳痿、早泄、遗精等其他性功能障碍。

由器质性疾病导致的男性性欲低下，应针对其病症进行相应的治疗，消除影响因素。因为绝大多数的男性性欲低下者属功能性的，所以应采用以性咨询和指导为主的精神心理疗法。精神心理治疗的原则包括以下几点。

（1）调动患者的主观能动性，让患者要有治疗的愿望和信心。

（2）改善双方性生活关系，这是治疗重点，而不是指出某一方"有病""无病"，以保障精神心理治疗有可靠的感情基础。在治疗中要尽可能克服偏见或不正确的看法，消除思想顾虑，在医生的指导下学习、掌握夫妻的交流技巧。

（3）注意排除影响性欲的环境因素。根据男女双方的具体情况，制订精神心理治疗方案，并掌握循序渐进的原则。

（4）纠正对性生活的错误认识。性欲低下者常误认为自己对性生活缺乏兴趣，就不愿主动参加性活动，混淆了性接受与性唤起状态的关系，而实际上对性活动缺乏兴趣者通过正常性生活体验，可使性欲发生积极的变化。

（5）合理应用药物进行系统治疗。在医生的指导下，使用十一酸睾酮、丙酸睾酮等雄性激素类药物，会有一定的疗效。

怎样应对性虐待

性虐待是一种临床上难以界定的病症，有主动和被动之分。法国有一名叫萨德的侯爵，喜欢对女性施加虐待，并且在自己的著作里描写了许多施虐的变态现象，所以施虐又被称为"萨德现象"，中文译为"施虐症"。奥地利一名叫马索克的小说家，是一个被动虐待症患者，他的作品里描述了许多被虐待的变态性活动，所以被动的虐待症就被称为"马索克现象"，中文译为"受虐症"。施虐症患者向所爱的性对象施加肉体和心理上的折磨，从而获得性满足；受虐症则相反，主动要求性对象对自己施加身心的痛苦和折磨，这样才能唤起其性兴奋和性满足；但在病症和正常之间严格地画一条界线非常难。

在性活动中，有时在双方都达到性高潮时，会出现轻度的骂、打、咬或掐等行为，如果没有过重的伤害并且不是靠这些行为唤起性兴奋，便不属于性虐待。即使是真的性虐待行为，其动机也不在于故意使别人或自己痛苦，而是通过性虐待唤起性激动情绪。偶尔会有男女双方一个患施虐症而另一个恰恰患有受虐症，这样双方都可得到满足。但如果仅有一方是性虐待患者，不论患的是施虐症还是受虐症，对方都会不能忍受，两者的关系也难以维持。

怎样应对性焦虑

所谓的性焦虑，一般是指对性行为产生的焦急、忧虑和不安的情绪状态，同时还伴有心悸、出汗、肌肉紧张、运动性不安等不适。

性焦虑的常见症状是在性交时，甚至只要想到性交，便会不由自主地紧张、焦虑，即使是与异性接吻、拥抱或被抚摸也会导致焦虑。伴随着情绪焦虑，患者还会出现心跳加快、出汗等情况。这种心跳加快和出汗，与性行为本身产生的生理反应明显不同，带有不快与无奈的特点。

缺乏性知识也容易导致性焦虑。对儿童进行性教育一直是我国儿童早期教育的薄弱环节，如果成人后没有及时补上这一课，甚至已经走入婚姻的殿堂，但对性交知识仍然一无所知，不知道怎样享受性生活，只是一味地担心处女膜是否完整，过分害怕意外妊娠，这些都可以引起女性"性焦虑"。

另外，性焦虑的产生也与一些情景性因素有关，比如婚外性生活、性交场所不够隐蔽、外界干扰因素过多等，也是导致性焦虑的原因之一。同时，性焦虑也是性心理障碍的一种表现形式，并会导致性功能障碍，如男性因初次性交不成功而导致阳痿、早泄，女性因性交疼痛、阴道痉挛而惧怕再次性交。其实，一般情况下，性焦虑并不影响正常的性兴奋，有时还会有性高潮反应，只是降低了性活动的愉悦感，或者减少了性交活动的次数。

性焦虑是可以预防的。首先，要学习一些基本的性知识，了解自己的身体和生理功能。如果症状比较严重，导致了性生活的不和谐，应该接受医生的专业治疗，通过学习性知识和性技巧，逐步减轻症状或消除性焦虑。其次，非常重要的一点是，患者应该学会享受性生活的乐趣，而不是墨守成规地简单操作。性生活是人的自然功能之一，每个人都可以自然地进行，大可不必为此焦虑。

CHAPTER

保持性健康要"自爱"

——远离性传播疾病的方法

认识那些常见的性传播疾病

性病和性传播疾病是一回事吗

性病是指由性接触而传染的疾病。

英文中"性病"即为Venereal Disease，简称VD，直译过来就是"爱神之病"。Venereal源自爱神"Venus"（维纳斯）一词，所以西方人认为性传播疾病是上帝惩罚人类淫乱的方法，人们在不当做爱之后才会饱受这种疾病之苦。

传统的性病只有梅毒、淋病、软下疳及性病性淋巴肉芽肿（也有人称它为"第四性病"），现代医学把这4种病统称为"经典性病"。随着医学的进步和对性传播疾病的深入认识，越来越多的性传染病被确定为与性接触有关的疾病。在这种情况下，世界卫生组织于1976年把性病概念予以扩大，命名为"性传播疾病"，即由性接触而传染的疾病。除了4种经典性病外，将范围扩大到非淋菌性尿道炎、艾滋病、尖锐湿疣、生殖器疱疹、阴部念珠菌病、阴虱、疥疮、乙型肝炎等20多种疾病。

洁身自好是预防性传播疾病的关键

性传播疾病病原体对抗生素的广泛耐药性让医生们颇感头痛，艾滋病让现代医学暂时束手无策。所以，单纯依靠药物和现代医学方法并不能彻底遏制性传播疾病的发生和蔓延，预防其发生显得非常重要，再好的治疗方法也不如不生病，况且人类已经积累了丰富的预防经验。

1.把握好自己的"性情"，洁身自好

顾名思义，性传播疾病主要是通过直接的不洁性接触造成的感染，尤其是通过那些频繁更换性伙伴或性淫乱的人得以传播的，从这个意义上讲，一夫一妻制的婚姻关系是最安全的。"朝秦暮楚""寻花问柳"更容易被性传播疾病所青睐，性伴侣越多，遭遇性传播疾病的机会越多。所以，洁身自好、把握好自己的"性情"，是预防性传播疾病的第一关。

2.尽"性"前要把握自己并仔细观察对方的身体状况

一"套"在手是健康安全的重要保障。避孕套，又叫"保险套"或"安全套"，是一种简单、方便、经济、容易被多数男女共同接受的避孕方法，也是保证"性情"男女阻止性传播疾病病原体侵袭的重要关卡，具有名副其实的安全作用。

在接触对方身体前，要一看、二闻、三触摸。观察性伙伴是否有皮肤病，尤其是生殖器部位的皮疹和溃疡，以及是否有异常增多的分泌物。某些性传播疾病有独特的气味，例如滴虫性阴道炎可以有刺鼻的腥臭味道；触摸对方的身体，感觉是否有体温增高的迹象，而体温增高多表明有合并感染或有疾病的危险性。

3.尽"性"时要防止怪异和过激性行为

就像没有缝隙的鸡蛋不会生蛆的道理一样，各种性传播疾病的病原体也是专门寻找人体的破损组织见缝插针。口腔黏膜和直肠黏膜与阴道相比是比较脆弱的，容易受到伤害，故肛交和口交容易损伤局部的组织结构而诱发感染性疾病，当然也容易感染性传播疾病，应该尽量回避。过于粗暴的性行为会造成阴茎和阴道的损伤而诱发感染或性传播疾病，应该尽量避免。

4.尽"性"后要立即清洁身体

性交后立即排尿，可以有效地将进入尿道内且还没来得及感染黏膜的病原体冲洗掉，而且尿液也有一定的杀菌作用。立即用清水冲洗生殖器部位，可以将对方的分泌物连同残存的病原体冲洗掉。有些人性交后用消毒液冲洗，不提倡这种做法。

5.保持良好的免疫状态

免疫力是人体对抗外界感染的最有效武器，良好的免疫力可以阻止部分外界病原体的侵入并帮助人体清除它。在日常生活中应注意协调饮食营养配比，积极参加体育锻炼，不酗酒，不大量食用辛辣刺激性食物以及不过度劳累等，这些都有助于维持人体免疫系统功能的良好状态。

总之，性传播疾病的传播途径主要是性的直接接触和间接接触，所以，预防性传播疾病的最佳方法是做好中间环节的管理，即切断传播途径，主要包括杜绝不洁性交，不要和陌生人有肌肤之亲（接吻、性交、口交、肛交等），在公共场所注意卫生，不随便使用公共的毛巾、浴缸、马桶等，在家招待客人也要注意不要物品混用，出门在外时注意宾馆、旅店的卫生条件。

性传播疾病是怎样传播的

性传播疾病有4个主要传播途径。

1.直接传播

性接触或类似性行为，是性传播疾病的主要方式，约占90%以上。

2.血液传播

血液传播是指通过输血、针刺、毒品注射等方式传播。在这部分患者中，因吸毒共用针头进行注射而患艾滋病的比例最高。

3.间接传播

间接传播是用了被性传播疾病患者污染的衣物、被褥、便器、浴盆、毛巾等接触性的物品，如儿童与患病的父母共用浴盆或浴巾被感染。

4.母婴传播

患有性传播疾病的孕妇在怀孕时及分娩过程中通过胎盘和产道将病菌传染给胎儿或新生儿，如先天性梅毒、新生儿淋病性结膜炎等。

性传播疾病病症只表现在生殖器上吗

多数性传播疾病的症状都表现在生殖器上，如梅毒、淋病、尖锐湿疣等。但也有些性传染病发生在生殖器以外的某些器官甚至全身，如艾滋病等，极易造成误诊、误治。

1.淋菌性口腔、咽喉疾病

该病主要由口交导致。淋菌性口腔疾病的常见症状是口腔硬腭上出现赘生物，表面不平，呈菜花状突起；咽喉疾病的常见症状是咽喉部红肿、扁桃体增大，如果按上呼吸道感染治疗基本没什么效果。

2.淋菌性眼病

淋菌性眼病有成人型、儿童型及婴儿型三种。成人型多是由病人自己用手揉眼时被感染，儿童型则是由父母或保姆传染，婴儿型多因分娩时产道感染所致。常见症状主要表现为眼睑红肿、结膜充血、眼球表面有片状伪膜形成。起初可见红色水样或血样分泌物，红肿减轻后睑裂中会流出脓性分泌物，分泌物里有大量的淋球菌。

3.直肠综合征

直肠综合征是一组以排便痛、痒，大便呈黏液状为主要症状的疾病，多发于同性恋有直肠性交史者，少数患者是生殖道感染淋菌后传播到直肠部位。病原体多为淋病双球菌、梅毒螺旋体、沙眼衣原体、单纯疱疹病毒等。

4.淋菌性关节炎

淋菌性关节炎患者中40%～60%是由淋病双球菌感染所致。此病具有受累关节不对称、多关节发病、发病前皮肤上有红斑脓疱或手脚腱鞘炎等特点。80%的患者可从其宫颈、直肠、尿道或咽部培养出淋球菌。

5.性传播疾病性肝周炎

这种疾病是性传播疾病病原体经血液播散至肝脏所致，部分病人表现为心肌心包炎、肺炎等。

常见症状为右上腹剧烈疼痛、压痛及反跳痛，并伴有发热、下腹痛等盆腔炎症状，但无肝脏肿大、无黄疸。其病原体为淋病双球菌、沙眼衣原体或支原体等。

阴部有异常就是得了性传播疾病吗

如果阴部感觉异常，那只是有患病的可能性，但不一定就是患了性传播疾病，因为白带增多、阴部瘙痒、阴部生疮、尿道流脓等生殖器部位的异常表现，常也可由皮肤科、妇科或泌尿科疾病所致。

1.白带异常

白带是女性生殖道中的分泌物，在正常情况下分泌量因人因时而异。白带可以分为生理性白带和病理性白带。生理性白带无色，外观很像蛋清，略带黏性，一般在月经前后、妊娠期、性兴奋状态时分泌量会增多。如果患了性传播疾病，如淋病，也常表现为白带增多，但性状与正常白带不同，呈黏液脓状。患了阴道炎，白带也会增多，颜色、性状、气味都会有所改变，或呈白色凝乳状，或呈黄绿色泡沫状，或呈均匀牛乳状，或有鱼腥气味。这些异常是由真菌、滴虫等病菌感染引起的，是妇女常见疾病，而不是性传播疾病。

2.阴部瘙痒

阴部瘙痒是妇科临床的常见症状，也是一些性传播疾病的常见症状。阴部真菌感染是引起局部瘙痒的最常见原因。如果发生在外阴部，患者不仅感到瘙痒，还可发现外阴皮肤黏膜发红。包皮过长的男性特别容易发生真菌性包皮龟头炎和糜烂性龟头炎，常常瘙痒难受。另外，外阴部的湿疹和神经性皮炎，都是以瘙痒为突出表现的皮肤病。疥疮也会引起瘙痒，这是一种由寄生虫引起的皮肤病，可以通过性接触传播。但在我国，疥疮常是通过一般的直接或间接接触传播的，不仅在阴部，身体其他部位也可发生，在集体生活、卫生条件差的地方，疥疮传播很常见，但疥疮不是性传播疾病。

3.阴部生"疮"

主要指阴部发生的溃疡性或非溃疡性的损害。阴部生"疮"可能与性传播疾病有关，如梅毒、生殖器疱疹和生殖器疣，但还有另外一种可能，比如药疹，有时也会长在生殖器上；一些外用药、阴道栓剂、除臭剂、避孕工具、香皂等刺激，都可以使部分人在生殖器部位发生接触性皮炎。还有一些年轻女性患急性女阴溃疡，外阴部会出现一个或数个疼痛性溃疡，这也不是性传播疾病。

白塞病是一种全身性疾病，除生殖器溃疡外，还累及口腔、眼、心血管、骨骼、皮肤、神经和胃肠道，该病不是性传播疾病。如果男性尿道流脓、尿痛，特别是在性接触之后发生，要多考虑淋病和沙眼衣原体感染，这些都是我国目前较常见的性传播疾病。

表面看来，性传播疾病和非性传播疾病都有相似的临床表现，但有一点很容易鉴别，即前者为传染病，通过性接触感染，而后者则无此特征。阴部出现异常情况的患者，应积极就医；有可疑性接触史的，更要到正规医院接受检查，不要自己随便乱用药，即使有不正当的性行为，也要接受专业的治疗。如今，正规医院的医生对性传播疾病诊断一般本着"从严"的标准，不会随便给患者戴上性传播疾病的帽子，而且诊疗时给患者以单独的空间，使其不受干扰，隐私能受到保护。

梅毒到底有多"毒"

什么是梅毒

梅毒是由苍白（梅毒）螺旋体引起的慢性、系统性性传播疾病，病程漫长，早期侵犯生殖器和皮肤，晚期侵犯全身各器官，有多种多样的症状和体征，病变几乎能累及全身各个脏器。梅毒通过性行为可以在人群中相互传播，并可以由母亲传染给胎儿，危及下一代。在性传播疾病中，梅毒的患病人数虽然不多，但病程长，危害性大，所以应予以重视。

梅毒绝大多数是通过性途径传播的，在《中华人民共和国传染病防治法》中被列为乙类防治管理的病种。

梅毒是如何分期的

梅毒根据感染的途径，可分为后天梅毒（获得性梅毒）和先天梅毒（胎传梅毒）两种类型。其中获得性梅毒根据病变发展的不同阶段，可以再分为早期梅毒（包括一期梅毒和二期梅毒）和晚期梅毒（即三期梅毒）。

还有一类梅毒患者，没有自觉症状，体格检查时也没有什么明显的病变体征，但在查血时，梅毒血清反应有"+"号。这类患者病期在两年以内的称"早期隐性梅毒"，两年以上的称"晚期隐性梅毒"。隐性梅毒患者并非太平无事，事实上除部分病人不出现症状外，许多病人过了一段时间就会发病，因此切不可掉以轻心。

梅毒都具有传染性吗

人类是梅毒螺旋体的唯一宿主，这就决定了梅毒是人类的传染病，梅毒患者是本病的唯一传染源。

在梅毒的传播途径中，95%是通过性行为相互传染的，通过接触患者的分泌物，或密切的生活接触、输血、哺乳等途径染病的患者仅占极少数。但通过接触患者用过的日常用品，如衣服、毛巾、剃须刀、餐具、烟嘴、被褥、床单、门把手、坐式便器和医疗器械等均可能被感染。

早期梅毒患者的病灶分泌物和渗出物含有大量梅毒螺旋体，并且人体对此又无先天免疫力，因此即使是极少量的梅毒螺旋体也能引起感染。此外，梅毒螺旋体可以通过胎盘，孕妇患有梅毒可以传染给胎儿，导致胎儿罹患先天性梅毒。梅毒可引起小儿全身各器官和组织的损害，造成功能障碍或死亡。

临床观察，梅毒患者在最初患病的1~2年内传染性较强，一期、二期的梅毒患者都具有传染性，其皮肤黏膜损害处存在大量的梅毒螺旋体。特别需要指出的是，处于潜伏早期的梅毒患者也同样具有传染性。但是，随着病程的延长，梅毒的传染性也逐渐减小，超过2年以上，梅毒的传染性将逐渐减弱。未经过治疗的梅毒患者如果病史在2年以上，即使有性接触，一般也不会传染。病史超过8年者，其传染性已经极低。

但是，需要特别注意的是，人体对梅毒没有先天免疫力，即使在体内有梅毒螺旋体存在时产生了对此病的免疫力，也不是终身免疫的。经过治疗，梅毒螺旋体被清除，体内产生的免疫力也随之消失，再遇到梅毒螺旋体时，仍然会被感染。

患上梅毒怎么办

梅毒病程漫长，在晚期还可造成器官损害，这种损害是不可逆的，所以患者积极配合治疗很重要。一期、二期梅毒传染性较强，处于梅毒早期的患者应注意不要将病原体传染给他人，应遵守以下几个原则。

1.坚持早期治疗、足量用药

青霉素对梅毒螺旋体有特效杀灭作用，而且不良反应小，只要坚持治疗，就会达到减少并发症、治愈疾病、及早恢复的目的。

治疗期间，其配偶也应该进行检查，如发现有感染时，应及时接受治疗。治愈后严格遵照医嘱定期复查，发现有复发征兆时，要加大抗生素的用量。

2.注意生活细节，切断传染途径

早期梅毒患者有较强的传染性，晚期梅毒虽然传染性逐渐减弱，但也应小心进行防护。日常生活用品最好单独使用，常清洗消毒。例如，自己的内裤、毛巾要及时单独清洗，并进行煮沸消毒；不与他人同盆而浴。患有硬下疳或外阴、肛周扁平湿疣时，可以使用清热解毒、除湿杀虫的中草药煎熬成洗浴药水，对患部进行熏洗。

3.早期梅毒患者必须禁止性行为

即使是已经患病超过2年也应该尽量避免性生活，发生性接触时必须使用避孕套。如果患者未婚，需要将梅毒治愈才能结婚。

4.注意休息

二期梅毒会出现一系列全身反应，此时需要卧床休息。患病期间注意营养，适度锻炼，以增强免疫力。

5.患梅毒期间不要怀孕

梅毒可以通过胎盘传染给胎儿，导致胎儿罹患先天性梅毒，如果梅毒未治愈，应避免妊娠。如果患者发生妊娠，治疗要尽早开始。是否保留胎儿，最好听取专科医生的建议。

怎样预防梅毒

预防梅毒，除了加强卫生宣传教育外，还应采取以下措施。

（1）对易感人群加强宣传，鼓励进行预防性检查、做梅毒血清试验，以便早期发现、及时治疗。

（2）对新患者进行隔离治疗。患者的衣物及用品，如毛巾、衣服、剃须刀、餐具、被褥等，应在医务人员的指导下进行严格消毒。

（3）追踪患者的性伴侣，包括患者自报及医务人员巡访，查找与患者有过性接触者，做好预防检查，并对其进行追踪观察，必要时进行治疗，未治愈时绝对禁止性生活。

（4）对可疑患梅毒的孕妇，应及时给予预防性治疗，以防止胎儿被感染；未婚患者，治愈前不能结婚。

（5）已接受治疗的患者要定期复查，医生要追踪治疗。

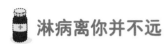 **淋病离你并不远**

什么是淋病

淋病是由淋病奈瑟菌（简称淋菌）引起的以泌尿生殖系统化脓性感染为主要表现特征的性传播疾病，是一种古老而又常见的性传播疾病。淋菌是革兰氏阴性双球菌，呈肾型，成对排列。

淋病发病率很高，据报道，我国性传播疾病中以淋病为最多，多发生于青年男女，常见症状有如下几种。

1.男性

潜伏期2～14天，通常以尿道轻度不适开始，数小时后出现尿痛和脓性分泌物。当病灶扩展至后尿道时可出现尿频、尿急的情况。临床检查可见脓性黄绿色尿道分泌物，尿道口红肿。

2.女性

通常在感染后7～12天开始出现症状，虽然一般情况下症状轻微，但有时开始就很严重，有尿痛、尿频和阴道分泌物过多等症状。子宫颈和较深部位的生殖器官容易被感染，此外还有尿道、直肠、尿道旁腺管和前庭大腺感染。子宫颈可发红变脆并伴有黏液或脓性分泌物。压迫耻骨联合时，可从尿道、尿道旁腺管或前庭大腺挤出脓液。输卵管炎是常见的并发症。

3.女性或男性同性恋者

直肠淋病很常见。女性患者一般无症状，部分人有肛周症状和直肠分泌物。男性同性恋者，严重直肠感染较常见。患者粪便含有脓性分泌物。口—生殖器接触所致的淋菌性咽炎通常无症状，少数患者有喉痛和吞咽不适感。

4.女婴和青春前期少女

可有外阴部刺激、红斑、水肿伴脓性阴道分泌物及直肠炎等症状，易污染内裤。

由于有效抗生素的应用，淋病的治愈率已大大提高，但它仍是最常见的性传播疾病。淋菌感染均以急性感染方式发病，如未经治疗或治疗不彻底，可逐渐转为慢性淋病，表现为慢性尿道炎、尿道旁腺炎、前庭大腺炎、慢性宫颈炎、慢性输卵管炎、输卵管积水等。如果是慢性淋病患者，淋菌长期潜伏在尿道旁腺、前庭大腺或宫颈黏膜腺体深处，作为病灶能反复引起急性发作。

淋病的病原菌是如何传播的

淋病的传播途径有3种。

1.性接触传播

性接触是最主要的传播方式。成人淋病99%～100%为性传播，即通过性交或其他性行为传播。男性患者几乎都是由性交引起的，女性患者既可由性交直接感染，也可由其他方式间接感染。

2.间接传播

临床上可见这类病例，主要是通过接触患者含淋病双球菌的分泌物或被污染的用具导致感染，如被污染的毛巾、脚盆、衣被，甚至厕所的马桶圈等，特别是女性，因其尿道和生殖道短，很容易被感染。

3.母婴传播

新生儿通过患病母亲的产道时，眼部也可被感染导致新生儿淋菌性眼炎。处于妊娠期的淋病女性可引起羊膜腔内感染，包括胎儿感染。

患上淋病怎么办

虽然淋病是目前最常见的性传播疾病，但治疗并不复杂，并且治愈率很高，愈后也不会影响性生活，因此，患者大可不必过分忧虑。

（1）和其他性传播疾病一样，淋病患者应遵循早期诊断、早期治疗的原则，避免转为慢性病。

（2）急性期患者不宜过于劳累，必要时卧床休息，避免剧烈运动，严禁饮酒和吃刺激性食物，严禁过性生活。

（3）淋病患者应与家人分居，注意对日用品及衣物进行隔离和消毒，浴巾、浴盆应分开使用，被污染的衣物、用具需要消毒。家中有婴幼儿的要特别注意，特别要保护好眼睛。

（4）淋菌性败血症、眼炎、关节炎、脑膜炎、心内膜炎等重症患者，要及时住院治疗。

（5）患者的配偶也应到医院检查，必要时进行治疗。

孕妇患淋病对胎儿有影响吗

孕妇患淋病，既伤害自身又会殃及胎儿，育龄期女性应保持警惕，避免被感染。

据统计，妊娠期淋病的发病率为0.5%～0.7%。由于被感染的部位是宫颈管、尿道旁腺和前庭大腺，所以早期症状并不明显，有80%以上患者无自觉症状，有的也仅仅出现脓性白带、尿频、尿痛等轻微症状，极易被忽视，或被误认为是一般尿路感染。如果不及时诊治就会给淋菌以可乘之机，使之大量繁殖。

怀孕初期感染淋菌后，淋菌就会沿生殖道上行引起淋菌性输卵管炎、淋菌性盆腔炎，导致宫腔感染而流产。有统计资料显示，在自然流产的孕妇中，淋病导致的流产约占32%。妊娠中、晚期感染淋病后，易引起羊膜腔内感染、羊膜早破、早产等并发症。病情严重的可发生产褥感染、产后败血症，从而危及母子的生命安全。

如果治疗不彻底，分娩中产道中的淋菌便会危害新生儿，导致新生儿淋菌性结膜炎，如治疗不及时，新生儿会因角膜溃疡而失明。

因此，孕妇感染淋病，必须尽早治疗。治疗时首选青霉素类抗生素，对青霉素过敏或耐药者，可用头孢霉素类药物（如大观霉素）。只要用药及时、足量、彻底，治愈率可达100%，一般不影响胎儿。

此外，在治疗过程中，应禁用四环素类、诺氟沙星等药物，避免伤害胎儿。

狡猾的尖锐湿疣

什么是尖锐湿疣

尖锐湿疣又被称为生殖器疣、性病疣，是由人乳头瘤病毒（HPV）感染所致的生殖器、会阴、肛门等部位（少数发生在腋窝、乳房、口腔、耳朵、咽喉等部位）的表皮瘤样增生。近年来由于性传播疾病的外延不断扩大，本病也被认为是性传播疾病，也是目前最常见的性传播疾病之一。此病可在几个月内自然消退，但也有少数病人的病变持续多年，经久不愈。因而要及早发现、及时彻底治疗。治疗方式包括药物治疗、激光治疗和手术治疗。

尖锐湿疣与淋病、梅毒的传染方式不同，除了性行为之外，还有30%～40%是由接触污染物而引发的。

尖锐湿疣与寻常疣、扁平疣、丝状疣、掌跖疣一样，同为感染人乳头瘤病毒（HPV）引起。但不同类型的HPV能引起不同的疣，如1型主要引起掌跖疣，2型主要引起寻常疣，3型主要引起扁平疣，而尖锐湿疣主要是由6型、11型病毒感染所引起。

HPV在温暖潮湿的环境中特别容易生存繁殖，故男性、女性的外生殖器是最易被感染的部位。

尖锐湿疣的传播途径有哪些

尖锐湿疣具有极强的接触传染性，也就是说性接触传播是其主要的传播途径。尖锐湿疣的潜伏期长短不一，一般为3周～8个月。当人体的抵抗力下降时，病毒会大量繁殖，导致患者发病。

1.直接性接触传染

这是尖锐湿疣主要的传播途径。据研究，近70%有不洁性接触的人可发生本病。病史平均在3个半月时传染性最强。调查资料显示，尖锐湿疣多发生于20～30岁的年轻人，而这些患者中，多数有婚外不洁的性乱史。

2.母婴传染

婴幼儿患上尖锐湿疣、喉乳头瘤病以及儿童感染尖锐湿疣，主要是分娩过程中胎儿通过被HPV感染的产道而致病，也可以在出生后通过与母亲密切接触而患病。

3.间接物体传染

通过与不洁日常生活用品（如内裤、浴盆、浴巾）的接触所导致的传染，例如女性如果不注意外阴的清洁，容易发生真菌或滴虫性阴道炎导致白带增多，这时外阴部的潮湿为人乳头瘤病毒的滋生、繁衍提供了有利条件。除此之外，用污染的手搔抓阴部或使用污染的毛巾也会引起尖锐湿疣的传染，所以便前或接触外阴（如更换月经栓或卫生棉）前应该将手洗干净。

尖锐湿疣容易与哪些皮肤黏膜疾病相混淆

尖锐湿疣常需与生殖器癌、扁平湿疣、假性湿疣、生殖器鲍温样丘疹病及阴茎珍珠样丘疹病相区别。

1.扁平湿疣

扁平湿疣多发生于肛周及外生殖器周围，基底宽，无蒂，外观扁平，疣面潮湿、光滑。显微镜下可找到梅毒螺旋体，梅毒血清反应为阳性。

2.假性湿疣

假性湿疣又称女性绒毛状小阴唇，在成年女性的小阴唇内侧上出现鱼卵状或细小绒毛状、排列规则的增生物，互不融合，长期不变，醋酸白试验为阴性。

3.生殖器鲍温样丘疹病

本病较少见，表现为生殖器部位多发性棕红色小丘疹，直径2～10毫米，很像尖锐湿疣。

4.阴茎珍珠样丘疹病

该病好发于男性的阴茎头，沿阴茎头的冠状沟有排列整齐的大小一致的珍珠样丘疹。米粒大小，圆顶，平滑，互不融合，长期不变。

5.皮脂腺异位症

该病表现为皮肤在黏膜内可见丘疹样，无重叠生长，多为淡黄色。

6.传染性软疣

该病表现为单个不融合的皮色半球形丘疹，周围光滑，中央可挤出软疣小体。

7.软下疳

外生殖器皮肤损害为不规则形溃疡，溃疡面渗出物涂片能查出杜克雷杆菌。

"超级绝症"艾滋病

什么是艾滋病

艾滋病确切的名称为"获得性免疫缺陷综合征"。1981年在美国首次被确认。

艾滋病是一种病死率极高的严重传染病，目前还没有治愈的药物和方法，但可以预防。

根据目前的研究，艾滋病病毒感染者要经过数年，甚至长达10年或更长的潜伏期后才会发展成艾滋病患者。艾滋病病毒侵入人体后破坏人体的免疫功能，患者因抵抗能力极度下降出现多种感染，如带状疱疹、口腔真菌感染、肺结核以及特殊病原微生物引起的肠炎、肺炎、脑炎等，后期常常发生恶性肿瘤，直至因长期消耗、全身衰竭而死亡。目前，这种病死率几乎高达100%的"超级癌症"已被我国列入乙类传染病，并被列为国境卫生监测传染病之一，故又被称为"超级绝症"。

艾滋病有哪些临床症状

艾滋病的发病有4个时期，即急性感染期、潜伏期、艾滋病前期、典型艾滋病期。不是每个感染者都会完整地出现4期表现，但每个疾病阶段的患者在临床上都可以见到。4个时期不同的临床表现是一个渐进的和连贯的病程发展过程。

1.急性感染期

窗口期也在这个时间。病毒侵袭人体后，患者会出现发热、皮疹、淋巴结肿大、乏力、出汗、恶心、呕吐、腹泻、咽炎等症状。有的还出现急性无菌性脑膜炎，表现为头痛、神经性症状和脑膜刺激征。急性感染期症状常较轻微，容易被忽略。当这种发热等周身不适症状出现后5周左右，血清HIV抗体可呈现阳性反应。此后，临床上会出现一个长短不等的、相对健康的、无症状的潜伏期。

2.潜伏期

感染者可以没有任何临床症状，但潜伏期不是静止期，更不是安全期，因病毒在持续繁殖，并逐渐具有强烈的破坏作用。潜伏期指的是从感染HIV开始，到出现艾滋病临床症状和体征的时间。艾滋病的平均潜伏期，现在认为是2～10年，所以早期发现及预防有很大困难。

3.艾滋病前期

这时患者已具备艾滋病的最基本特点，即细胞免疫缺陷，主要的临床表现有以下几种。

（1）淋巴结肿大

淋巴结肿大发生的部位多见于头颈部、腋窝、腹股沟、颈后、耳前、耳后、股淋巴结、颌下淋巴结等。一般至少有两处以上，多的可达十几处。肿大的淋巴结对一般治疗无反应，约有30%的患者临床上只有浅表淋巴结肿大，而无其他全身症状。

（2）全身症状

患者常有病毒性疾病的全身不适、肌肉疼痛等症状；约有50%的患者有疲倦无力及周期性低热，常持续数月；夜间盗汗；有的患者头痛、抑郁或焦虑，有的出现感觉神经末梢病变，可能与病毒侵犯神经系统有关，有的可出现反应性精神紊乱。

（3）各种感染

患者经常出现各种特殊性或复发性的非致命性感染。反复感染会加速病情的发展，使疾病进入典型的艾滋病期。约有半数患者有比较严重的脚癣，腋窝和腹股沟部位常发生葡萄球菌感染大疱性脓疱疮，肛周、生殖器、负重部位和口腔黏膜常发生尖锐湿疣；口唇单纯疱疹和胸部带状疱疹的发生率较正常人群明显增加；口腔白色念珠菌相当常见，主要表现为口腔黏膜糜烂、充血，有乳酪状覆盖物。

其他常见的感染有非链球菌性咽炎、急性和慢性鼻窦炎和肠道寄生虫感染。许多病人排便次数增多，大便变稀，带有黏液。此外，口腔可出现毛状白斑，毛状白斑的存在是早期诊断艾滋病的重要线索。

4.典型艾滋病期

有的学者称其为"致死性艾滋病期"，是艾滋病病毒感染的最终阶段。此期具有3个基本特点。

（1）严重的细胞免疫缺陷。

（2）发生各种致命性、机会性疾病感染。

（3）发生各种恶性肿瘤。

艾滋病的终期，人体免疫功能全面崩溃，病人出现各种严重的综合病症，直至死亡。

艾滋病的临床表现具有以下几个特点。

（1）发病以青壮年居多，80%的患者发病年龄在18～45岁，即性生活较活跃的年龄段。

（2）常伴有罕见的疾病，如肺孢子虫肺炎、弓形体病、非典型性分枝杆菌与真菌感染等。

（3）持续广泛性全身淋巴结肿大，特别是颈部、腋窝和腹股沟淋巴结肿大更明显。

（4）并发恶性肿瘤，如卡波西氏肉瘤、淋巴瘤等恶性肿瘤等。

（5）出现中枢神经系统症状。约有30%的艾滋病患者出现头痛、意识障碍、痴呆、抽搐等症状，常导致严重后果。

为什么肛交容易感染艾滋病

肛门黏膜由单层柱状上皮组成，而阴道黏膜由复层柱状上皮组成，也就是说肛门黏膜比阴道黏膜娇嫩得多，故肛交时阴茎和肛门黏膜剧烈而频繁地摩擦，极易造成损伤，从而使精液及前列腺液中的艾滋病病毒通过损伤处进入被插入者的血液，因此肛交被看作艾滋病病毒感染最高危的性活动。同阴茎—阴道性交和阴茎—口腔性交相比，接受的一方性伴侣具有感染艾滋病病毒更大的危险性。

易复发的生殖器疱疹

生殖器疱疹首先是在生殖器的局部皮肤上出现密集的小水疱，这些水疱逐渐地融合并破裂，内容物溢出，然后局部干枯结痂，逐渐痊愈。

最初患过生殖器疱疹的男性可能会沾沾自喜，因为不经过系统治疗，甚至不治疗者仍然可以在1周左右"痊愈"。但是随后的反复发作，让这些人坐立不安、焦急万分，而且这种复发可以不定期地出现，有难以"断根"的趋势。这主要是由于该病毒可以在人体的神经结内隐藏，避开机体免疫功能对它的排斥作用。目前的医学还没有太有效的办法来对付病毒感染，那些"根治""包治"疱疹的广告多是欺骗性宣传。

但在一般情况下，生殖器疱疹并不会给人带来太大的麻烦，它不痛不痒，并发症和后遗症也很少，而且只有在水疱破溃的时候才具有一定的传染性（此时需要回避性生活）。

此外，生殖器疱疹的复发也不是完全没有规律可循的，它往往是在人体的免疫功能低下或遭到损害时出现，例如酗酒、熬夜、过度劳累、过度日晒（中暑）、食物过敏等情况下出现，并可以有先驱症状，例如头痛、局部感觉异常等，可以预先采取一些措施，例如提高机体的免疫功能，适当服用抗病毒的中西药物和镇静剂等，以此延长病情发作的时间间隔，待机体将病毒彻底清除干净后，就可不再遭受生殖器疱疹的折磨了。

什么是非淋菌性尿道炎

　　非淋菌性尿道炎，简称"非淋"，是一种由支原体、衣原体等病菌引起的性传播疾病。非淋有尿道炎的临床表现，但查不到淋球菌，所以又叫"非淋菌性尿道炎"。

　　女性患本病时不仅有尿道的炎症，而且有子宫颈炎等生殖道的炎症，因此又可称为"非淋菌性泌尿生殖道感染"。主要临床表现为感染后1～3周发病，症状比淋菌性尿道炎轻，分泌物较少，可有痒感和排尿困难，尿道口发红、触痛，尿道口分泌物清晨多见。非淋菌性尿道炎因为症状较轻，使一些轻视的患者失去了治疗的最佳时期，从而使治疗非常困难。本病尤其在女性中症状极其轻微，而女性感染者由于症状轻微往往不予治疗，增加了本病的传播机会。男性患者可发展为一侧附睾炎、前列腺炎等。女性患者约一半以上有并发症，如子宫内膜炎、输卵管炎、宫外孕、不育症和流产。

　　治疗以四环素、多西环素、红霉素、磺胺药为主。

什么是软性下疳

　　软性下疳是由杜克雷氏嗜血杆菌所引起的性传播疾病，多数通过不洁的性交传染，潜伏期为2～5天，是一种选择性局限性疾病，能自身接种，常发于男女生殖器、肛门等部位。

　　患病之初，被感染的生殖器破损处会出现红色丘疹或小脓包，并很快破溃发展成溃疡，有脓血和灼痛感，一般3～8周可自愈，瘢痕明显。

　　软性下疳与硬下疳有相似之处，但梅毒硬下疳的溃疡是单个的，界限清楚，脓液很少，基本不痛，愈后瘢痕轻微。软性下疳常见并发症是腹股沟淋巴结炎，又叫"下疳横痃"。破溃后呈鱼口状，愈后瘢痕明显。

　　软性下疳常用的治疗药物是磺胺类的药物，如磺胺异唑。下疳横痃需要进行手术处理，但不宜切开引流，当脓液多时可先抽吸脓液，再注入金霉素等加压包扎即可。

疥疮是性传播疾病吗

　　疥疮是由疥虫寄生在人体皮肤表层所致的一种传染性皮肤病。疥疮主要的传播方式是直接的密切接触，特别是在同床睡觉时，疥虫喜欢在夜间爬到人的皮肤表面进行交配，此时传播的机会最多。另外，衣服、被褥、床单、浴具等都可以成为疥虫传播的载体。疥疮的传染性很强，集体生活、握手拥抱、日常生活接触都可能导致传染，性伴侣在同床睡觉以及发生性行为时更容易相互传染。所以，世界卫生组织把疥疮列为性传播疾病之一。

　　疥疮的临床表现是全身皮肤，特别是指缝、腋窝、腹股沟、外生殖器和臀部等处出现小的丘疱疹并伴有奇痒，由于奇痒难忍，患者会搔抓不已，乃至夜不能寐，痛苦万分，严重的可破溃，进而继发感染。感染者内衣要勤换洗并用开水烫，被褥床单也要勤清洗，整个家庭成员需共同治疗，方可彻底治愈。

性传播疾病该如何预防

个人如何预防性传播疾病

同人类的其他疾病一样，性传播疾病的预防十分关键，就个体而言，应注意以下几点。

1.性接触要慎重

性传播疾病的传播途径是性接触，所以，预防性传播疾病就要避免与患者或可疑带菌者发生性接触。

2.提高道德修养，避免婚外性关系和不正当的性行为

需要提醒的是，即使使用避孕套，也不能完全防止性传播疾病的发生，所以应该自尊、自爱，尤其要重视艾滋病的防范，因为目前在医学上对艾滋病尚无有效的治疗方法。

3.养成良好的个人卫生习惯

有些性传播疾病是可以间接传播的，比如使用未经消毒的尖锐湿疣、淋病、艾滋病等患者用过的毛巾、盆、剃须刀等，有可能

感染性传播疾病，所以养成良好的个人卫生习惯很重要，特别是在公共场所，如旅馆、浴池、游泳池等处应加强自我保护意识。此外，应远离毒品，不轻易使用进口的血液制品。

总而言之，性传播疾病的传播和流行与社会因素密切相关，如果我们每个人以道德准则规范自己的行为，自觉地抵制各种不正当的性行为，就能从根本上防止性传播疾病的蔓延，因为任何种类的性传播疾病都是可以预防的。

家中有性传播疾病患者怎样隔离消毒

性传播疾病患者和其他传染病患者一样，在家庭中也需要实行隔离，以免传染给家里其他成员。

1.避免与性伴侣性交

在患病的过程中，正是患者向外界大量排出病原体的时期，此时，最易传染给性伴侣。即使使用避孕套，也非绝对保险，如果在使用过程中，由于使用方法、产品质量有问题，稍有疏漏，就达不到隔离的作用。此外，在发病过程中或尚未彻底治愈前，性交对患者是一种不良刺激，可以使症状加重甚至复发。为此，患有性传播疾病的人，是不应有性生活的。

2.注意隔离

有条件应与家人分屋、分床居住，被褥由患者个人专用。

3.患者应有自己专用的洗漱用具

尤其是牙刷、牙膏、清洗阴部的盆、毛巾等，患者更不要与别人共用。餐具、饮具分开专用。

4.患者如厕，最好使用蹲坑

如果是坐便器，则应在使用时，在坐垫圈上加上坐便垫纸，患者用过的坐便器应消毒。养成良好的卫生习惯，做到便前也要洗手。

5.患者内衣裤要消毒

患者的内衣、内裤要单洗，洗前最好先煮沸或用消毒剂消毒，或用饱和盐水浸泡消毒。

6.注意阴部卫生

可用温开水每晚清洗1次，保持阴部干净清洁。

7.家庭成员也要做相关检查

患者的家庭成员，尤其是配偶也应到医院进行检查，及时发现，防患于未然。

8.注意保护子女免受其害

对幼儿尤其要注意保护，要准备一套孩子专用的清洗外阴部的用具。

手淫、接吻会传染性传播疾病吗

手淫是很普通的现象。手淫能使性紧张得到缓解，性能量得以释放。然而，随着性传播疾病患者的增多，担心手淫也会传染性传播疾病的人也有很多，甚至去医院找医生要求检查和治疗，这是没有必要的。

性传播疾病是由于感染了某些通过性活动传染的细菌、病毒、螺旋体等而引起的，而手淫是自己的性活动，没有传染源，所以不会感染性病。

青年朋友在谈情说爱时，情之所至，拥抱、接吻是常有的事，会传染性传播疾病吗？事实证明，通过接吻传播性传播疾病的概率非常低，除非你自己口腔有破损处。报纸曾登载，一位法国女性与一位男性深吻后被证实感染了艾滋病，这种例子极为少见。绝大多数性传播疾病的传染源多在生殖器部位，口腔感染性传播疾病的报道也有，但单单通过接吻导致性传播疾病的病例确实很少。

哪些性行为易患上性传播疾病

一切有悖于社会道德的性行为都会导致性传播疾病的传染和蔓延，如婚外性行为、强奸、乱伦、性虐待、卖淫、嫖宿和淫乱等行为，其中卖淫、嫖宿和淫乱的危害更大。

性淫乱和口交等不正常的性行为，也可以促使性传播疾病的传播和蔓延，尤其是性淫乱者危害更大，例如男—男性行为的肛交，精液进入同性的肛管，易诱发精液过敏，导致免疫机能发生变化，还会增加性传播疾病的传染机会。

淫乱性流氓活动，不但败坏社会风气，严重破坏社会秩序，而且容易造成性传播疾病的传播。

患性传播疾病后可以结婚吗

目前临床医学对性传播疾病的治疗有许多有效的药物和方法，尤其是早期治疗，往往能在短期内取得显著疗效，因此得了性传播疾病，只要不乱投医、乱治疗和没有反复感染，经医院正规专业治疗，一般都会迅速恢复，并不影响结婚和生育。

对早期和初次发作的病人，除梅毒患者需观察1年左右外，一般性传播疾病彻底治愈后观察数月无异常即可结婚，但下列情况在结婚前需倍加注意。

（1）性传播疾病晚期或慢性的性传播疾病的患者。

（2）未去正规医院而私自治疗的患者。

（3）患性传播疾病后曾与恋爱对象有性行为的人。

（4）性传播疾病治愈后又有不洁性行为者。

上述4类人都必须在婚前到医院接受检查，并根据检查结果由医生确定是否可以结婚或何时结婚。

CHAPTER

让性爱无忧

——能够轻松掌握的避孕技巧

避孕套使用完全指南

如何正确使用避孕套

避孕套价格便宜，既安全又使用方便，在药店、超市都可以买到。这种避孕方式由男方主动分担责任与风险，从而显示出男方的体贴用心。

用避孕套避孕是目前最被认可的男性避孕的手段，它是所有的避孕措施中最安全、最可靠，也是最重要的方式。使用避孕套不但能避免怀孕，更能隔绝很多性传播疾病（特别是对艾滋病的预防）的传播。

避孕套的基本使用方法如下。

（1）每次过性生活时使用一只有效期内的新避孕套，不要反复使用。

（2）根据阴茎勃起的大小，选择型号合适的避孕套，一般有大、中、小号3种规格；避免过大或过小，避孕套过大容易滑脱，过小则阴茎被套得太紧会有不适感，影响性交。

（3）小心地打开包装，不要撕破避孕套，不要使用已损坏的避孕套。

（4）不要提前打开包装。

（5）在阴茎勃起后，插入阴道之前就应将避孕套戴在阴茎上。因为在射精前，常会先流出几滴精液，虽然其内的精子数量不多，但足以让女性怀孕。

（6）包皮过长者如果未行包皮环切术，应将包皮向后翻起，捏住阴茎套前端的小泡，将它戴到阴茎末端，这是为了先排除末端内空气，以便给射精留出一些空间。

（7）在展开并将避孕套戴至阴茎根部时，仍要继续捏紧避孕套尖端的空泡。如果戴套时看到有破口，或在使用时感到已经破了，要立即停下来换一个新的。

（8）射精后，必须在阴茎依然勃起时从阴道抽离。完成这个动作时，应该握住避孕套套在阴茎根部的连接处，这时如有近距离的接触，要非常小心，因为阴茎上仍留存着些许精液。

（9）抽出后，再次检查避孕套有没有破裂。若破了，要采取补救避孕措施，比如包括紧急避孕药米非司酮或毓婷，在性交后72小时内服用。

避孕套滑进阴道怎么办

性交时如果操作不当，有时候避孕套会滑落在阴道里，出现这种情况不要惊慌，首先要立即停止性交，然后将干净的手指伸入阴道，将避孕套取出扔掉，再换上一个避孕套即可。

如果避孕套滑落在阴道里是在射精之后，那么，要积极采取补救措施，具体做法是女方立即蹲下，待精液从阴道里流出后，用清水将残留在阴道内的精液冲洗干净，同时立即采取避孕补救措施，可口服紧急避孕药。

使用乳胶避孕套过敏怎么办

市场上有各种规格和类型的避孕套，只要是正规厂家的产品，并且正确使用，都会有不错的避孕效果。一些女性可能会对避孕套过敏，主要是由于对避孕套的橡胶或避孕套内的润滑剂及杀精子剂过敏。

如果发现女性对乳胶避孕套过敏，可以改用聚氨酯材质的避孕套，这种避孕套在一般药房都可以买到。其缺点是抗菌效果略差一些，不如乳胶避孕套的抗菌效果好。

使用避孕套避孕为何失败

使用避孕套避孕失败的主要原因是使用方法不正确。据统计，倘若能正确使用质量有保证的避孕套，失败率仅为1.5%～4.2%。

但是避孕套在实际使用过程中，失败率要高一些。究其原因，主要是人们在使用避孕套的过程中未能注意到一些细枝末节，导致避孕失败。

常见的使用错误包括如下几类。

1.戴避孕套时不小心

一般来说，戴避孕套往往是在调情和激发性欲的阶段。如果戴避孕套时，指甲或戒指无意中划破避孕套，就会导致避孕失败。

2.性器官润滑度不够

女性阴道润滑度差容易造成避孕套破裂，尤其是40岁以上的女性，性生活时分泌液明显减少。但有些年轻夫妇性交前未充分调情，也会出现类似情况。

3.润滑剂使用不当

据研究，若在避孕套表面涂上矿物油和植物油，如凡士林、普通润肤液等，5分钟内乳胶避孕套的强度将会减弱。

4.保存不当

避孕套暴露于强光、高热、潮湿和臭氧环境会丧失其强度。若将避孕套暴露于强光下10小时，避孕套的破裂率可达20%，保存于热带气候42个月，避孕套的破裂率为49%。

5.避孕套型号不合适

过大或过小的避孕套在性交过程中，容易脱落在阴道内或产生破裂，使精液流入阴道。

6.前端气囊排气不够

戴避孕套前没有将避孕套前端小囊内的空气挤掉，因此在射精后造成囊内压力增加，使避孕套破裂，精液流出。

7.抽出不及时

射精后在阴茎软缩之前，没有及时将避孕套和阴茎一起从阴道内抽出，阴茎软缩后精液从阴茎和避孕套之间溢入阴道，或使避孕套脱落在阴道内。

8.没有全程戴避孕套

有些人怕避孕套影响性感受，性交开始时没有戴避孕套，待性兴奋达到高潮前快要射精时再抽出阴茎戴避孕套，这样就起不到避孕效果。因为男性在射精前常有少量精子随尿道黏液流入阴道。有时即使在阴茎抽出阴道前主观上不想射精，也会不知不觉地有少许精液射出，导致避孕失败。

神秘的女用避孕套

什么是女用避孕套

女用避孕套是20世纪80年代中期由两名丹麦医生研制成功的，很快在世界许多国家和地区得到推广应用。近年来国内不同品牌的女用避孕套不断面市。女用避孕套正在悄然成为女性有效避孕的工具和防止性病传播的手段之一。

女用避孕套是由聚氨酯乳胶制成，比男用避孕套大两倍，放在阴道内壁，在性交时收集男性精液，阻止精液流入子宫内，以此来达到避孕目的。女用避孕套能降低性传播疾病的传染概率，包括艾滋病。

在使用女用避孕套时，在外面多涂一些润滑剂，放入阴道后柔软舒适，可以保证良好的快感。

女用避孕套有哪些优越之处

女用避孕套安全可靠，使用方便，使广大女性多了一种主动避孕和防病方法的选择，由于有下列优势，一经问世，很快受到全世界育龄女性的喜爱。

（1）女用避孕套是由女性自己掌握和使用的，更能够体现女性的意愿，也就便于女性更好地保护自己。

（2）女用避孕套体积大，覆盖面积也大，房事时不易滑脱和破裂。因而可更好地发挥避孕套的屏障作用，能更有效地避免受孕和预防性传播疾病，特别是为预防艾滋病提供极为有效的屏障。

（3）在性交前已被置入，因而对性快感的影响小于男用避孕套，因此对男性来说，比使用男性避孕套更为敏感和舒适——女用避孕套可以与阴道相吻合，又能有效传导体温；放置后，阴道仍如平时一样柔软、温暖，且很牢固，因此也不影响女方快感。

（4）可在事先置入阴道，不影响性交过程。

（5）通用一种型号，不必考虑是否合适的问题，适用于任何年龄段，孕妇也可使用。

（6）女用避孕套的使用方法简便且易于掌握。使用时，可取仰卧位、坐位，把双腿分开，也可取站位，把一条腿放在椅子上，然后一手持胶囊并捏住内环，一手轻轻分开阴唇，将胶套慢慢送进阴道深部，并把内环放在宫颈部。这时外环和部分胶套留在阴道外面，正好覆盖住阴唇等部位。

（7）女用避孕套为聚氨酯材料，可使用油质润滑剂而不致损坏。

（8）房事后，即可把胶套抽出，外抽时必须先扭动一下外环，可防止精液漏出套外。

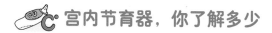 宫内节育器，你了解多少

什么是宫内节育器

宫内节育器简称"IUD"，俗称"避孕环"，是一种放置在子宫腔内的避孕器具，也是一种安全、有效、简便、经济的避孕措施。宫内节育器一次放置可以长期避孕，并且只作用于局部，对整个机体的干扰较少，不影响内分泌及排卵功能，取出后可很快恢复生育能力，因此深受广大育龄女性的欢迎。

宫内节育器从发明至今已有100多年的历史，其原理是改变了受精卵着床的微环境，使子宫内的微环境不利于受精卵着床发育。宫内节育器是异物，被置入人体后，会使机体产生应激反应，使子宫内膜表层血管增生，白细胞和淋巴细胞浸润，并产生大量吞噬细胞，这种炎性子宫内膜不利于受精卵着床，同时会溶解受精卵，从而达到避孕的目的。

宫内节育器会刺激子宫内膜产生前列腺素，促使平滑肌蠕

动，增强输卵管和子宫平滑肌的收缩，使受精卵不能发育和着床。有些节育器能释放孕激素，使宫颈黏液变黏稠，从而不利于精子穿过宫颈口。

还有些节育器能释放铜离子，铜离子具有杀伤精子的作用，同时能影响子宫内膜酶的活性，改变宫腔的内环境，致使受精卵不能着床。

宫内节育器的种类很多，主要分为"惰性宫内节育器"和"活性宫内节育器"两大类。

1.惰性宫内节育器

惰性宫内节育器是用惰性材料制成的，如不锈钢、塑料尼龙类和硅橡胶等。其理化性能稳定，本身不释放任何活性物质，种类有金属单环、麻花环、混合环、节育环、宫形环、太田环、蛇形节育器等。由于惰性节宫内育器的避孕效果较差，现在已逐渐被淘汰。

2.活性宫内节育器

活性宫内节育器是指利用节育器为载体，带有铜或锌等金属、孕激素、止血药物及磁性材料，置入宫腔后，能缓慢释放活性物质，从而增加避孕效果，并降低了不良反应。

节育器的型号有多种，医生会根据女性子宫颈的大小选择合适的型号。

如果没有不良反应和并发症，金属节育器可使用8～10年，塑料节育器可使用3～5年，带药节育器可放置1年，取出后要立即更换新的节育器。

什么是阴道避孕环

阴道避孕环是一种新型的高科技阴道避孕工具，由医用硅橡胶管制成，里面含有甲地孕酮、炔诺酮或18甲基炔诺酮等激素，也有少数避孕环内加入了雌激素。

阴道避孕环按含药物种类、释放量及避孕环在阴道内的留置时间差异，可以分为3类。

（1）能间断释放大量孕激素的阴道避孕环。

（2）能间断释放大量雌激素、孕激素的阴道避孕环。

（3）能释放少量孕激素，并持续给药的阴道避孕环。

阴道避孕环被置入阴道后，会不断缓慢地释放环中的避孕药，然后由阴道黏膜吸收后发挥避孕作用。它的重要作用是通过改变宫颈黏液性质，使排卵期的宫颈黏液拉丝度降低，黏液变得稠厚，不利于精子通过，因此能产生避孕作用，避孕有效率在97%左右。

由于阴道前后壁平时呈闭合状态，所以阴道避孕环在阴道深部一般不易脱出。该环体积较小，又在阴道深处，同房时无明显异物感，对性生活影响不大，所以被广泛使用。

阴道避孕环有广泛的适用人群，但患有严重贫血、阴道壁松弛、膀胱膨出、直肠膨出、子宫脱垂以及可疑或确诊为生殖器肿瘤者不宜使用，同时患有滴虫性阴道炎、真菌性阴道炎及重度宫颈炎症者，应治愈后再置入。

哪些情况下不能使用节育环

出现下列情况不能使用节育环。

（1）患有各种较严重的全身急性、慢性疾病，如心衰、严重贫血、血液疾患及处于各种疾病的急性期等。

（2）生殖器官炎症或生殖器长有肿瘤。

（3）月经经期长、经量过多以及有不规则出血等。

（4）患有子宫内膜异位症并痛经严重者。

（5）生殖器官畸形，如双子宫、双角子宫等。

患有各种性传播疾病未治愈的女性，也是不能上节育环的。

放环后要注意哪些问题

放环后要注意下列问题。

（1）放环后要适当休息，一周内避免重体力劳动，并保持外阴部清洁，2周内禁止房事及盆浴。这样，既能保证刚放进去的节育环不致从宫口脱出，又可以防止细菌进入宫腔。

（2）放环后的最初几天，由于子宫内膜受到刺激，可有少量阴道流血和白带增多的现象或轻微腰酸腹胀，数日内会自然消失，不用进行处理。如果流血多于月经量或持续超过1周以上时，应到医院进行检查。若出血多且有腹痛，应查明原因后处理。

（3）放环后应定期复查。放环后要在下一次月经后复查，做盆腔X光检查，也可用B超检查。3个月后再查一次，以后每年复查一次，直至取出。这是因为放环后出血、脱落大多发生在半年至1年内，定期检查有助于及时发现问题，并及时处理。

（4）节育环放置时间依种类不同而异，使用者应根据个人的实际情况进行选择和调整。

什么情况下应该取环

上节育环是一种女性的避孕措施，效果比较理想和有效。但是任何避孕方式都不是完美无缺的，放节育环也不例外。因此，当出现以下情况时，就需要取环。

（1）置入的节育环已到了规定年限，需到医院及时取出，以免节育环在子宫内变形或失效。如果继续采取同样方式避孕，在取环的同时还可放入一个新的环。

（2）置入节育环后出现不规则阴道出血或持续月经量过多，以及有其他症状等不良反应，如治疗无效影响到身体健康，应及时取出环。

（3）女性到了更年期，月经周期发生了明显变化，如周期变长、月经量多或绝经已满6个月以上者，应及时将环取出。

（4）希望再生育者。

（5）放环后不良反应严重，应及时将环取出。

（6）戴环妊娠者，可在人流时取出。

戴环后有不良反应或并发症怎么办

有些女性放置节育环后，会产生不良反应甚至有并发症，一旦出现下列情况应采取措施进行处理。

1.出血

研究表明，节育环会使纤溶酶活性增高，是导致出血的主要原因。少量不规则阴道流血一般不用治疗；流血量较多时，可适当给予止血药物。如治疗效果不佳，可将环取出。出血时间持续较长的女性，必要时可给予抗感染治疗。

2.腰酸、腹坠

戴环后出现腰酸、腹坠等症状，可能是因为节育环过大或置入位置偏低，引起宫缩所致。可先试用解痉药，无效者可取出后选换新环。

3.感染

少数可因消毒或无菌操作不严格引起上行性感染。发生此情况，必须首先取环，然后根据情况，做相应的处理。

4.节育器嵌顿

个别接受节育器置入的女性，可能发生节育器嵌入子宫肌壁间的情况。如果嵌入较浅，可用取环钩取出；嵌入较深者，须先扩大宫颈，再将环带至宫颈口，将环丝拉直剪断后抽出。术者操作时应缓慢轻柔，必要时应用B超，在其引导下钩取，这样可减少操作的盲目性。如果节育器嵌入很深，甚至已穿出宫壁达盆腔者，要做剖腹手术或应用腹腔镜将其取出。

5.节育器脱落

这种情况多发生在放环的第1年内，尤其多发生在前3个月的月经期间。节育器出现自然脱落，与环的过大或过小、未放到宫腔底部、制作材料质量差、支撑力度不够、接受置环手术的女性宫口松弛、劳动强度过大或月经过多等因素有关。故在放环后第1年应注意复诊检查。

6.戴环妊娠

选环、置环不当可导致戴环妊娠，要先做人工流产，同时取环，再选换合适型号的新环置入。

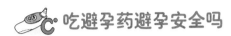吃避孕药避孕安全吗

如何使用避孕药

避孕药有数十年的应用历史。口服避孕药的种类很多，但主要成分有两种，一种是合并式的，即含动情激素和黄体素；另一种是单纯的黄体素。避孕药的主要功能是提高体内孕激素水平，"欺骗"自己的身体已经"怀孕"，这样卵巢就会停止排卵，即使再进行性交也不会怀孕。另外，避孕药也会干扰子宫内膜，即便卵子和精子相遇，也不能着床发育成胚胎。

1.优点

使用避孕药不影响性生活。

2.缺点

有些女性会因为使用避孕药出现类似妊娠反应的症状，如头疼、胸口闷痛或体重增加；还有些情况会妨碍药物作用的发挥，例如，服药后刚好腹泻，药物就无法完全吸收；喝醉后导致呕吐，药

物也会被吐出来，当然也无法发挥药效；再有，抗生素和镇静剂也会影响其药物的作用，因此在出现避孕药与其他药物同服的情况时，应向医生咨询，以免影响疾病的治疗和避孕效果。

避孕药是一种安全可靠的避孕措施，但仍有2%的失败率，这是采用此种避孕措施者需要了解的。

什么是短效口服避孕药

短效口服避孕药是当前女性用避孕药中使用最广泛的，由孕激素和雌激素合成的复合型口服避孕药。短效口服避孕药在人体内的作用时间短，必须每天按时服用，停药后，能很快恢复生育能力。使用方法为：从月经来潮的第5天开始服药，每晚1片，连服22天，不得间断。如果漏服，应在12小时内补服1片，以避免可能发生的不规则阴道流血或避孕失败。一般在停药后3天左右来月经，在行经第5天起，可重复上述方法。

处于生育年龄并有避孕要求的健康女性均可服用。

短效口服避孕药的禁忌证包括以下几种。

（1）避孕药是通过肝脏代谢和肾脏排泄的，故患有肝、肾病及糖尿病需用胰岛素治疗者禁用。

（2）孕激素对血脂蛋白代谢有影响，可加速冠状动脉粥样硬化发展；雌激素有使凝血功能亢进作用，从而可能导致冠状动脉粥样硬化者继发心肌梗死。雌激素还可增加血浆肾素活性，使血压升高。有资料显示，高血压患者脑出血发生率较未服药者高2倍。综上所述，心脏病、高血压以及有血栓性疾病史者慎用或不用短效口服避孕药。

（3）患有内分泌疾病者（如需用胰岛素控制的糖尿病、甲状腺功能亢进等），不宜服用短效口服避孕药。

（4）因避孕药可抑制乳汁分泌，并使其中的蛋白质、脂肪含量下降，故哺乳期不宜服药，最好在婴儿满周岁后再用。

（5）恶性肿瘤、癌前病变、子宫或乳房有肿块患者，不建议使用。

（6）精神疾病患者，慎重使用短效口服避孕药。

（7）胃肠吸收功能差的，不建议服用短效口服避孕药。

（8）月经量少，年龄接近更年期且月经不规律的女性，也不建议使用。

（9）有导致卵巢功能早衰的可能，因此年龄超过35岁的吸烟女性不宜长期服用短效口服避孕药。

服用短效避孕药有不良反应怎么办

服用短效避孕药可能会产生一些不良反应，以下出现不良反应时的解决办法应在医生的指导下使用。

1.类似早孕反应

服药初期，可能会出现类似早孕的反应（头昏、疲倦、恶心、呕吐等）或少量阴道出血。哺乳期服药，乳汁可能减少。不良反应一般在服药后的第1周出现，较轻微，多会自行消失。如反应较重，可服用维生素B₆ 10～30毫克，每日3次，必要时睡前服氯氮10毫克。

2.服药期阴道出血（突破性出血）

一般发生在漏服避孕药之后，或因体内雌激素不足所致。如出血量少，可每晚加服炔雌醇（乙炔雌二醇）0.0125毫克，1片，或加倍服用避孕药，直至服完22天为止，出血情况大都可停止。如出血多，类似月经量，应停药作为月经处理，在第5天再开始服药。若常常发生出血，可在下一周期服加倍量。

3.服药期闭经

如停药后7天不来月经，应开始下一周期的服药。如果连续闭经2～3个月，应到医院检查是否受孕，必要时停药，改用其他避孕方法；也可每日注射黄体酮10毫克，共5天，停药后2～3日，月经一般即可来潮。

什么是长效口服避孕药

长效避孕药含人工合成的孕激素和长效雌激素。药物进入人体后，能缓慢释放出储存于脂肪组织内的炔雌醇，对性腺轴起抑制作用，抑制排卵，起到长效避孕作用。

长效口服避孕药所含的孕激素可使子宫内膜呈分泌现象后剥

脱，引起撤退性出血，类似人工周期。每月服用一次即可达到避孕目的，如果正确服用，长效避孕药的有效率为98.3%。

使用长效口服避孕药如复方炔雌醚、复方18-甲长效避孕药及复方16-甲长效避孕药等应在医生指导下服用，可在经期的第5天第一次服药，隔20天再服一次（即在月经周期的第25天再服1片），以后每月服一次。

服药后也可出现类似早孕反应，还会有白带增多、经量增多、经期延长或服药期停经等不良反应，少数人有头痛、乳房胀及腰腹痛等现象。如哺乳期服药，乳儿可发生可逆性乳房增大，女婴可同时出现白带增多，因此哺乳期应忌服此类避孕药。

如欲停药，应在下一经期第5天开始服短效避孕药，连续3个周期作为过渡，以免出现月经不调。

什么是注射用长效避孕药

注射用长效避孕药是长效雌激素、孕激素复方制剂，肌肉注射一次可避孕一个月，作用机理与短效避孕药相同，有效率达98%。

常用的注射用长效避孕药为复方己酸孕酮注射液（避孕针1号），每支含己酸孕酮250毫克、戊酸雌酮5毫克。

在医生的指导下于经期的第5天肌注2支，一般约14天后来月经。以后均在月经周期的第10～13天注药1支。每次抽取药液时，应将安瓿内药液抽净，此药剂型为油剂，一般做深部肌肉注射。

不良反应基本上同口服避孕药。注射后28天不来月经，应注射第2针。如果出现经期延长、经量多，则多因孕激素不足所致，可每日服炔诺酮10毫克，连服5天；如月经周期明显缩短，可于注药后第10天起，每晚加服避孕药1片，共4次。最初用药数月内，可出现月经周期紊乱，但多数能够自行恢复。如出现不能恢复的情况，就要停止用药。

长期服用避孕药安全吗

研究人员曾对4.6万名服用避孕药的女性进行了跟踪调查，结果显示，使用避孕药的女性停止服药10年以上后，其患心脏病、乳腺癌、宫颈癌等疾病的可能性与从未服用避孕药的女性几乎没有差别。

据一项覆盖6万例口服避孕药者的主动监测研究结果显示，停止服用避孕药后经过一个月经周期，有21.2%的女性怀孕，与同年龄未服用避孕药的女性怀孕率相当；停止服用避孕药后一年有79.4%的女性怀孕，其结果也和同年龄未服用避孕药的女性怀孕率相当。这说明口服避孕药并不会影响女性的生育能力。

同时，流行病学调查结果证实，停服避孕药后妊娠不会对胎儿发育造成不良影响。

至于避孕药是否对性行为有不良影响，各种说法均有，要想客观评价服用避孕药后对性欲的影响是相当困难的，目前尚在进一步的研究中。

服用避孕药后出现药物反应怎么办

药物避孕效果可靠、安全，已有近50年的历史，但是近年来也有应用避孕药使冠心病发病率增加的报道，当然也有不同意见，认为冠心病发病率增加微不足道，故药物避孕仍是安全可靠的。

不过，避孕药物可使已有的动脉粥样硬化发展加快，故冠心病患者最好改用其他的避孕方法，有肝脏疾病、肾脏疾病、糖尿病、甲状腺功能亢进或高血压患者也尽量不要用，最好咨询妇科医生。

服用避孕药的其他常见的不良反应如下，服用药物应在医生指导下进行。

1.食欲不好、恶心、呕吐、头晕、无力

上述症状常发生于开始服药阶段，出现此类反应时，可喝点浓茶，嚼点姜、咸菜来改善不适，同时要坚持按规定服药。随着机体对药物的适应，反应会逐渐消失。如果反应较厉害，可适当服用抑制反应的药物，如维生素B_6，每次20毫克，每日3次；维生素C，每次100毫克，每日3次；抗反应片，每次1片，每日3次；复方氢氧化铝片或干酵母，每次1克，每日1次，可与避孕药同时服用。

2.白带增多、稀薄

这种情况多发生在服长效避孕药以后，一般不用治疗，如果白带过多，每晚可在阴道内放1片中药"止带片"。

3.阴道间断出血

一般发生于漏服避孕药之后，只要按时继续服药，流血就可停止，经期也会正常。也可请医生调整药物，或改服其他避孕药，如服2号避孕药（甲地孕酮）出血，可改用1号避孕药（复方炔诺酮）。

4.月经过少，甚至闭经

月经过少及短时间闭经不会对身体造成多少影响，但是如果连续3个月闭经，就要暂停服药，改用其他避孕措施，等月经自行恢复后再继续服药。如果停药后1个月内仍不来月经，应请专科医生根据检查情况，用甲地孕酮、复方黄体酮或催经片等药物进行调整，此后应改用其他的避孕药。

5.体重增加过快

如果服用避孕药后出现水肿，应适当使用利尿剂和低盐饮食；如果体重不断增加，应停药，改用其他避孕方法。

6.面部发生黄褐斑

停药后一般黄褐斑会逐渐消失，适量服用B族维生素、维生素C，可以使症状快速缓解。

7.乳房胀痛

如果出现乳房胀痛的情况，一般减少用量后症状可缓解，如果症状严重，应考虑停药，改用其他避孕措施。

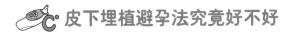 **皮下埋植避孕法究竟好不好**

什么是皮下埋植避孕法

　　皮下埋植避孕法是将一定剂量的孕激素放在硅胶囊管中，然后将此管埋藏于皮下，使其不断缓慢地释放少量的孕激素，从而起到避孕作用。将硅胶囊管埋入皮下组织后，会立即开始缓慢地释放避孕药，24小时后即可起到避孕作用，有效期为5年。根据有关资料统计，用此法2年内妊娠率仅为0.1%，3年内妊娠率为0.24%，足以证明其避孕效果是相当不错的。

　　皮下埋植避孕剂是通过改变子宫颈黏液的黏稠度、阻止精子进入子宫腔、抑制子宫内膜生长、不利于受精卵着床、抑制卵巢排卵等多方面作用来达到避孕目的。

　　皮下埋植避孕法适用范围很广，40岁以下需要长期避孕的女性，只要身体健康，均可采用皮下埋植避孕法避孕，尤其适用于节育环容易失败的、不能按时服用避孕药的，以及对做绝育手术有顾虑的女性。

1.皮下埋植避孕法优点

（1）避孕效果好，有效率达99%以上。

（2）避孕作用持续时间长，一次植入可避孕5年。

（3）药物反应小，这种药物剂型只有孕激素，不含雌激素，其不良反应比口服避孕药要小。

（4）具有可恢复性，将硅胶囊管取出后可以很快恢复生育能力。

2.皮下埋植避孕法缺点

（1）约有20%的女性在植入初期出现经期不准、经期延长和经血量增多等症状。

（2）个别女性还有闭经现象。

上述这些现象多数在半年后可逐渐好转。

哪些人不宜使用皮下埋植避孕法

皮下埋植避孕法安全、有效、作用时间长，是目前采用较多的避孕方法，但并不是所有的女性都能使用，那些患有严重贫血、高血压、频发性头痛、甲状腺功能亢进症、乳腺癌、糖尿病、子宫肌瘤、卵巢肿瘤、严重皮肤病、肝炎、肾炎等疾病以及有宫外孕病史、哺乳期、体重超过70千克、正在服用抗癫痫药和抗结核病药物的女性，均不宜采用这种避孕方法。

怎样使用皮下埋植避孕法

皮下埋植避孕手术一般选择在月经来潮的7天以内完成，或与人工流产手术同时进行。手术操作简单，在避孕者上臂内侧做一小切口，用一种特殊的套管针，将6枚硅胶囊管（每枚胶囊管内装有左旋18-甲埋植剂——诺普兰34毫克）从切口内推入皮下（呈扇形排列）即可，并且切口无须缝合，整个手术操作在几分钟内完成。手术后24小时即可起到避孕作用，故1天后可进行性生活。

术后数天内局部可能会有青紫、肿胀，一般情况下不用处理，数天后会自行消退。如出现伤口出血、感染或硅胶囊管脱出等情况，应立即就医处理。

植入一组硅胶囊管可避孕5年，到时将其取出。如需继续选择此种避孕方式，可重新埋入一组硅胶囊管；如果准备生育，需要在计划怀孕前半年将硅胶囊管取出，在此期间可采用避孕套、外用避孕药避孕。

在使用皮下埋植剂避孕期间，如发生闭经、阴道不规则流血及下腹痛等情况，应立即就诊，检查有无怀孕。

高效、安全的结扎绝育

女性绝育好还是男性绝育好

绝育手术可以达到永久避孕的目的，绝育手术有男、女之分，但是，由于男女生殖器官的生理构造不一样，因此这种手术的难易程度也存在一定的差异。

女性生殖器官深藏在下腹部，做绝育手术时，无论是结扎，还是安放夹子，都要深入到腹壁进行，且输卵管很细小，不容易找；如果受术者腹部脂肪很厚，操作起来更会增加难度；医生在手术中如果不仔细，还有可能损伤周围的组织器官。

与女性不同，男性的生殖器官位于体外，部分输精管就在阴囊的皮下，并且阴囊皮下脂肪很薄，输精管很容易找到，所以，无论是切断结扎，还是进行药物黏堵或栓堵，均不会损伤其他组织器官。男性绝育手术所用时间短，术后恢复快，并且不用住院。所以，男性绝育比女性绝育有很多方面的优越性，应该大力提倡。

输卵管结扎后能恢复生育吗

输卵管结扎术后，如果育龄女性有恢复生育的愿望，可以施行输卵管吻合术来解决这个问题。

凡是35岁以下、身体健康、月经正常、生殖道无明显病变的输卵管结扎女性，都可以接受输卵管吻合术。

手术效果如何与输卵管绝育术方式有关。输卵管吻合手术比较复杂，部分患者可能难以恢复自然生育能力。

男性结扎后会影响性生活吗

"男性结扎"即输精管结扎，是男性节育手术。男性结扎是将输送精子的管道——输精管切断结扎，达到永久避孕的目的，这种手术一般不会损伤其他性器官。

男性结扎不会影响性生活，因为它只是将精子的排出通道阻断了，并没有去掉男性的功能。至于有极少数人结扎后性欲下降，主要是心理因素，认为自己"去势"了，没"能力"了。根据临床观察和相关统计，结扎在生理上是不会影响性生活的。男子的性生活包括性欲、勃起、射精、快感等几个过程。这些性活动主要受神经系统和睾丸产生的激素及心理状态等方面影响和支配。只要神经系统和睾丸内分泌的功能正常，心理活动正常，性生活就自然正常。实际上，安全、可靠的避孕节育措施能改善夫妻间原有的性生活不足，解除了担心妊娠对性欲的抑制。

从临床统计资料来看，结扎后大部分男性的性生活更加满意，一部分男性不觉得有变化，只有小部分人自觉性生活满意度有所下降，并可能有神经质样的抱怨。房事中没有了意外怀孕的阴霾之后，性生活的和谐快乐自然不在话下，输精管结扎手术本身是不影响"性福"生活的。

人工流产，没你想得那么简单

什么是人工流产

　　人工流产即在妊娠24周以前，用人工方法把已经发育但还未成熟的胚胎从子宫里取出来，达到终止妊娠的目的，适用于育龄女性因身体患有某些严重疾病（如活动性肺结核、严重的心脏病等）而不适宜继续妊娠，或出现妊娠合并症，也是意外妊娠的补救措施。

　　人工流产按妊娠时间长短可分为"早期人工流产"和"中期引产"。妊娠12周之前做人工流产称为"早期人工流产"；妊娠12～27周做人工流产称为"中期引产"。

　　人工流产在妊娠10周以内做最为适宜，手术越早就越简单、越安全；反之，手术越复杂，手术后康复时间也越长。

　　常用的早期人工流产手术有"吸宫术"（负压吸引术）和"钳刮术"两种。前者适用于10周以内的妊娠女性，后者适用于10～14周的妊娠女性。妊娠10周以内子宫不太大，胎儿和胎盘尚未形成，一般不需要扩张宫颈，很容易将胚胎组织吸出，手术中反应轻，出血少，手术时间短，术后休息1～2小时就可以回家，恢复也很快，对身体影响小。妊娠至10～14周时，胚胎已经逐渐长大，胎盘已经形成，子宫也随着长大，这时做人工流产不宜用简单的吸宫术，而需要采用钳刮术。该手术难度大，出血多，恢复也比较慢，对身体有一定影响。

妊娠超过14周就不能做上述两种人工流产手术，而需要住院做引产手术，这样更增加了孕妇的痛苦和手术的危险性。

因此，需要做人工流产的孕妇，应尽量争取在妊娠10周以内做负压吸引手术，以减轻痛苦。

人工流产后应间隔多长时间再怀孕

人工流产后最好等1年以后再怀孕，如有特殊情况，至少也要在半年以后再怀孕。

不管吸宫术还是钳刮术，在手术过程中，子宫内膜都会受到不同程度的损伤，术后需要一个恢复的过程，如果过早地再次怀孕，子宫内膜尚未得到完全恢复，难以保证受精卵着床和发育的要求，因而容易引起自然流产。

另外，人工流产后一般人身体比较虚弱，需要一段时间才能恢复正常，如果过早怀孕，往往容易因体力不足、营养欠佳而使胎儿发育不良或造成自然流产。

人工流产易有哪些常见并发症

正规医院里的手术医生是经过正规训练的专业人员，能够遵守严格的技术操作规程，发生意外的概率较低。但是有些人，特别是一些未婚先孕的女性，往往选择非正规医院，如路边的"黑诊所"等，就无疑增加了发生意外的风险。

人工流产的并发症分为术中和术后并发症。

1.术中常见并发症

人工流产最为常见的并发症有大出血、子宫穿孔与宫颈撕裂、羊水栓塞、人工流产综合征等。

相关统计资料显示，人工流产术中出血是最为多见的并发症，有人统计5535例人工流产手术者，出血在50毫升以上者占10.5%，大多发生在26～35岁、孕8周以上的女性。脏器损伤中子宫穿孔比较常见，也最容易发生意外，处理不及时，有可能会导致受术者死亡。不同的资料显示，子宫穿孔的发生率为0.8‰～6.4‰。人工流产术中较少发生宫颈裂伤，但万一发生，往往留有后遗症，易导致再次妊娠的早产或习惯性流产等。

羊水栓塞多发生在中期妊娠引产过程中，同样是危及受术者生命的常见并发症，发生率为1‰～6.88‰，死亡率最高可达40%。至于人工流产综合征的发生，与手术者的技巧、受术者的心理素质有关，其发生率为1.9%。人工流产综合征尽管发生率不高，但如果病情严重又得不到及时、正确处理，同样有性命之忧。

2.术后常见的并发症

人工流产术后常见的并发症有人流不全、生殖道感染、卵巢囊肿破裂等。据有关统计资料显示，472例人工流产后近期并发症者达6.4%。人工流产后，还会发生月经不调、宫颈或宫腔粘连、继发性不孕、自然或习惯性流产、异位妊娠、子宫内膜异位症、母儿血型不合、胎盘粘连、前置胎盘、早产、低出生体重儿、功能性子宫出血、闭经、周期性焦虑等相关并发症。

人工流产对受术者的心理还会产生一定的不良影响。大量的医学研究资料证实，人工流产本身就是一种不良刺激，尤其是对手术不够了解的患者，其精神压力更为严重，常表现为担心害怕、思想忧虑、精神紧张、躯体不适等。未婚先孕者还担心社会舆论等多方面的压力，由于怕被他人知晓，甚至专门找一些偏僻、条件差的诊所，更容易导致并发症。

人工流产后应注意哪些问题

人工流产后应注意下面这些问题。

（1）人工流产手术结束后应在医院观察2小时，若没有不良反应就可以回家了，必要时也可住院观察。

（2）人工流产后需要休息一段时间，2周内不要从事重体力劳动，防止感冒。

（3）人工流产后宫颈口还没有闭合，子宫内膜也需要修复，宫颈内原来的黏液栓（能阻止细菌进入宫腔）已被去掉，新的黏液栓尚未形成，此时应特别注意外阴部卫生，以防细菌进入宫腔引起感染。每天要用温开水清洗外阴部，卫生巾和内裤要勤换勤洗。服装应保持宽松，不要穿过于紧身的衣服。

（4）2周内或阴道流血未干净前不要坐浴，以免不洁的水进入阴道；1个月内禁止性生活，以防生殖器官感染。

（5）要观察出血情况。人工流产中胚胎与子宫壁剥离，子宫壁上留下的创面会出血，随着子宫收缩及创面修复，出血在3~5天后就会渐渐停止，最多不超过2周。如果发现阴道流血量超过月经血量，且持续时间过长，需要及时就诊治疗。有下腹痛、发热或阴道分泌物有异常气味等情况时要及时就诊。

（6）多数人人工流产后约1个月卵巢恢复排卵，随后月经来潮，因此人工流产后只要恢复性生活就应采取避孕措施，否则可能再怀孕。计划采用节育环避孕者可以在人工流产同时放置节育环，这时放环成功率高，脱落率低，不良反应少。

（7）由于人工流产后身体较虚弱，易出汗，宜少量多次补充水分；汗液排出时会造成水溶性维生素的流失，尤其维生素C、维生素B_1和维生素B_2，因此应多吃新鲜蔬菜水果，这也有利于预防便秘。此时还应摄入足量的蛋白质，增强机体抵抗力，促进受损器官的修复。

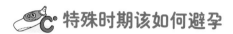 **特殊时期该如何避孕**

患病以后如何避孕

现代生殖医学认为，在身体条件允许的情况下，患病后，主要是慢性疾病，可以有适当的性活动，以改善患者的生活质量，而且夫妻间适当的性爱也有助于保持心情愉悦，有利于心理健康。

但对育龄女性来说，患慢性疾病期间如果有性生活，应该避孕，因为患任何疾病期间的妊娠都不利于优生优育，更不利于身体的康复。在患慢性病期间应如何避孕呢？选择哪种避孕方法既能安全避孕又不会加重病情呢？

1.肝病

肝脏是人体的代谢器官，担负着解毒功能。避孕药进入人体后，都要经过肝脏的代谢，最后由肾脏排出体外。肝功能状态不好，避孕药会加重肝脏的负担，从而导致病情恶化，甚至还会造成肝脏中毒。所以，在肝功能不良时，尽量不要使用避孕药避孕。

肝功能不良还会导致体内凝血酶原减少，出现凝血功能障碍，导致机体出血倾向。如果放置节育环，会引起月经过多或子宫出血。因此，肝功能不良的女性也不宜放置节育环。

肝脏疾病的患者最宜采取避孕套来避孕，特别是乙肝、丙肝患者，用避孕套避孕，还可以避免肝炎病毒的传播。

2.肺结核病

肺结核是一种慢性呼吸道传染病。肺结核患者意外妊娠应在6周内做人工流产。

肺结核病需要长期用药物进行治疗，有些抗结核药物，如利福平、异烟肼对避孕药有抵抗作用，会减弱避孕药的疗效，导致避孕失败，故不宜用避孕药避孕。

肺结核病患者最适宜选用避孕套避孕，对肺结核病无不良影响。

肺结核患者也可用节育环避孕，但肺结核病患者一般体质较差，放环后如果阴道流血过多应及时取出，以免影响对肺结核病的治疗和康复。

3.糖尿病

糖尿病是由于胰岛素相对或绝对不足，引起糖代谢紊乱所致的一种内分泌和代谢性疾病。糖尿病患者怀孕后会加重病情，并影响胎儿的生长发育，即使坚持妊娠，胎儿畸形的发生率和死亡率也会明显增高。

一般来说，糖尿病女性患者不宜服用避孕药，因为避孕药会破坏对葡萄糖的耐受性，导致病情恶化。

此外，患糖尿病的女性也不宜采用节育环避孕。因为糖尿病病人血糖较高，会腐蚀子宫内的节育环，影响避孕效果。

4.心脏病

患各种心脏病的女性，如果心功能较差，不建议怀孕和生育，因为妊娠和分娩将增加心脏负担，加重病情。如果经医学检测，心功能可以承受妊娠，应在医生的指导下妊娠。

心脏病患者不宜服用避孕药，短效、长效避孕药都不同程度地含有雌激素，服用避孕药后体内雌激素的含量过多，将使体内钠离子和水分排出减少，血容量增加，易加重心脏负担，严重者可以引起心力衰竭。此外，避孕药还会增加血液黏性，容易导致形成血栓，对心脏产生不利影响。

5.阴道炎、宫颈炎

阴道炎和宫颈炎患者不宜使用节育环避孕，在放置节育环的过程中，可能将阴道内或子宫颈上的细菌带入子宫腔而引起子宫内膜炎或盆腔炎，原有盆腔炎的女性放环后可能会使病情加重。

另外，外用避孕药有一定的刺激性，因此也不宜使用。

阴道炎和宫颈炎患者使用短效或长效避孕药比较好，使用避孕套更好，可以防止将阴道内的病菌传染给对方。

6.月经量过多

临床观察，有些人放节育环后出现了月经增多或子宫出血的情况，所以，平时月经过多的女性最好不使用节育环避孕。但是可以使用一种含孕激素的节育环，因为含有孕激素的节育环可使月经减少。

月经量过多的女性服用短效避孕药 2 号是最佳方案，因为它有减少月经血量的功效。除此之外，不影响月经的外用避孕药具，如避孕套也可以选用。

7.癫痫病

癫痫病又被称为"羊角风"，其典型症状为突然摔倒、口吐白沫、四肢抽搐、意识丧失，数分钟后可自行恢复正常。

癫痫病分为原发性癫痫病和继发性癫痫病。临床观察已经证实，原发性癫痫患者子女的癫痫发病率明显高于正常人群的子女的发病率，因此，患有原发性癫痫的患者，特别是有明显家族史的女青年，最好不要生育。

一些抗癫痫病药物，如苯妥英钠、扑痫酮及卡马西平等与避孕药有抵抗作用或会加速避孕药代谢，从而减弱避孕作用，容易导致避孕失败。故癫痫病人在服用抗癫痫病药物期间不宜使用避孕药。

更年期女性需要避孕吗

处于更年期的女性，卵巢功能逐渐减退，雌激素水平逐渐下降，导致月经周期紊乱，但在月经完全停止之前，卵巢仍然会排卵而怀孕，所以不能放松避孕。

需要指出的是，随着生活水平的提高，女性绝经年龄大大推迟，甚至有些女性直到50岁以后仍有月经。所以，在此阶段还应坚持避孕，并且应该选择对内分泌功能无影响的避孕方法。

（1）原采用的宫内节育器，如金属单环，可继续使用，至绝经后半年到一年内取出。

（2）避孕套、女用避孕套等外用避孕工具均可选用。

目前临床上不主张更年期女性服用口服避孕药，因可能会增加高龄女性患高血压、冠心病、血栓症的概率。此外，也不推荐放置宫内节育器，因为更年期女性的宫颈较硬，不容易置入。节育器常常引起月经量过多，对已有月经紊乱或合并子宫肌瘤等妇科疾病者，如再有月经失调，将会给临床诊断带来困难，也对更年期女性的健康不利。因此，还是不放入宫内节育器为好。

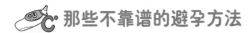 **那些不靠谱的避孕方法**

轻松避孕："事"后冲洗阴道可以吗

一些还没有计划生儿育女的育龄女性，为了充分享受性爱带来的巨大身心愉悦而又不愿意采用任何现有的避孕措施，或者由于纵情声色而忘记采取有效的避孕措施，往往希望能够有简单、方便的方法来解除精子可能给自己带来的麻烦，并怀有明显的侥幸心理。例如，有的女性听说在做爱后跳一跳就可以使精子排出体外，避免怀孕；还有的女性希望在男人射精后马上冲洗外阴或阴道。某些被强暴的女子，在遭遇身心巨大痛苦的"事"后，也希望通过彻底清洗来洗去身体上的耻辱，同时更希望洗去留下"孽种"的机会。

有这样的心情是可以理解的，但这些做法是不值得提倡的，女人选择避孕措施不可心存侥幸，故有深入明确的必要。

成年男性一次射出的精液量为2~6毫升，每毫升精液内的精子浓度平均在6千万~1.5亿个，而最终受孕只需要1个精子。这样看来，成年男子一次射精所排出的精子基本具备了足以让全球育龄女性受孕的巨大潜能。一次性交所射入女性体内的无数精子，犹如成千上万名运动员一样，在阴道、子宫和输卵管内进行着激烈的漫无方向的长途竞跑，其中大约有数百个精子可以进入子宫，进入输卵管的精子也可以达到数十个。不仅如此，精子的"寿命"也很长，在女性阴道内能存活很久，并保存让卵子受孕的能力至少达到24小时以上。有人将精液放置在冰箱内，发现精子可以存活1周以上。

在性交后立即进行外阴或阴道冲洗，或者进行剧烈的蹦跳，的确可以将绝大多数的精液清除出去，但这种行为往往难以满足人们的避孕初衷，毕竟不可能将所有的精液清除干净，也不能连同子宫和输卵管一同清洗，清洁效率不可能达到亿分之一的"高度洁净"水平。事实上，不立即进行清洗及蹦跳的女子也注定要将精液几乎全部排出体外，但这并没有妨碍绝大多数女人的妊娠。

因此，还没有准备当妈妈的女性，最好选择"事"后的紧急避孕措施，包括放置宫内节育器或服用药物。服药是简单、方便的，在性交后120小时内服用1片米非司酮，也可以在性交后72小时内口服1片毓婷（12小时后重服1片），均是可靠的避孕措施。

什么是安全期避孕法

安全期避孕即避开排卵日进行性交，这样即使精子进入女性阴道，也没有卵子与之"约会"，从而达到避孕的目的。所以，安全期避孕是一种生理性避孕方法。

安全期避孕法使用得当，可以得到满意的性生活。但是如果不能严格掌握，很容易导致避孕失败。

女性的排卵日大概在两次月经的中间。不过，一些女性的月经周期并不准确，所以排卵日的推算也很难准确。

目前用于个人测定排卵期有3种方法，每种方法各有其优劣。

1.日历法

只适用于月经规律的女性，环境改变或情绪变化可能会使排卵提前或推迟，所以如遇到前面所述情况，推算就不够准确，也就易导致避孕失败。

2.测量基础体温法

可以测定排卵日期及排卵后安全期，但不能预先测定排卵前安全期，该法比较麻烦，要求又严格，如不按照规定持续测量体温，就不能准确测定排卵日期。

3.宫颈黏液观察法

能测定排卵期及排卵前、排卵后安全期，准确性较高，但使用者必须经过培训，完全掌握要领后才能使用。

上述方法各有其优点和缺点，如果将其结合起来使用，就能扬长避短，获得更好的效果。

专家提醒，如果夫妇双方不能掌握自我测定排卵期的方法，就不要贸然采用安全期避孕法；即使运用得很熟练，也只有80%~98%的成功率，也就是说，100人中约有2~20个人有可能会意外怀孕。此外，安全期避孕需要在排卵期停止性交，这就需要有男方的密切配合，否则不建议使用。当然，在排卵期使用外用避孕药具也是可以的。

体外射精不可靠

体外射精就是在性交过程中男性将要射精时，将阴茎迅速抽离阴道，把精液射在女性身体外面，是避孕方法之一。生活中有不少夫妇喜欢用体外射精的方法来避孕，觉得精子射在体外，不进入女性阴道内，精子和卵子就不会结合，所以也就不会怀孕，然而事实并非如此。

在性活动中，男性在射精前常会先流出一些精液，因此，即使阴茎抽离阴道后再排出大部分的精液，仍会有5%～10%的精子遗留在女性体内，遗留下来的精子有机会与卵子结合，因此用这种方法避孕有相当高的失败率。据统计，体外射精避孕法的失败率可达90%以上，因此是不可靠的。

此外，体外射精还容易导致下列健康问题。

1.诱发性神经衰弱

性活动是在大脑皮层的支配下完成的，其间的心理和生理刺激，会引起人体的一系列变化和反应，如兴奋、精神紧张、心跳加快、血压上升等，同时男性的生殖器官还表现为阴茎血管充血及肌肉收缩而勃起。如果在性高潮时突然中断性交，势必对性生活产生不良影响，久而久之，易引起早泄、阳痿及性神经衰弱。

2.导致功能性不射精

射精前人体一般处于性高潮阶段，阴茎勃起很坚硬。如果此时强行中断性交，体外射精，会使中枢神经和腰骶部射精中枢的功能发生障碍，时间久了，就容易诱发功能性不射精。

3.女性易性冷淡

在性交高潮时，女性还未获得性满足，如果男子强行中断性交，体外射精，女方的性兴奋马上停止，这种刺激会对女性心理产生不良影响，久而久之就会导致性冷淡。

4.造成夫妻间的不和睦

正常、适度、和谐的性生活是夫妻感情的润滑剂，性生活中顺畅、愉快的性交流起着十分重要的作用，而体外射精则容易造成夫妻间的隔阂。比如女方怀孕了，男方不认为是事先有精液进入阴道导致了女方怀孕，反而误认为是女方有婚外情，是不贞造成的，由此引发口角。强行中断性交，女方得不到性满足，心理会受到压抑，从而对性交产生反感，使婚姻蒙上阴影。所以，最好不要用体外射精的方法避孕。

有效的事后避孕方法有哪些

目前较为有效的事后避孕方法主要有以下3种。

1.使用性激素

如果使用性激素作为事后的避孕措施，应在同房后的72小时内进行，主要用女性性激素与黄体素的混合制剂或高剂量的黄体素，这些激素可以阻碍子宫内膜的成熟，甚至可以影响脑垂体，从而达到有效的避孕效果。

使用激素避孕药可以有99.9%的事后避孕效果，但由于它是高剂量的性激素，部分人使用后会出现恶心、呕吐的现象。由于使用时会有相当多的人有不舒服的感觉，应特别注意药物的不良反应。

2.放置宫内节育器

性行为后7天之内，将宫内节育器置入子宫内，可以阻碍受精卵的着床。因为精子与卵子结合后，大约要在3天之后才进入子宫，6天后才进行着床。因此只要在7天内置入宫内节育器，节育器内的铜离子会导致受精卵着床困难；另外，铜离子也会导致局部酸碱度改变而影响着床的可能，其避孕成功率可达99.6%，效果相当好。不过，未生育过的女性子宫颈较狭窄，放入宫内节育器后往往会出现不舒服的感觉。

3.使用堕胎药

目前临床上常将堕胎药RU486作为防止房事后意外怀孕的手段，这是一种抗黄体素的激素，可以让子宫内膜在失去黄体素的状态下形成月经来潮，如同正常生理周期时因为黄体素减少而造成月经来潮一样。RU486可以在女性月经周期的第27天开始使用，此方法成功率几乎可以达到100%。

6

缔造属于
自己的性爱天空

——现代性学新理念

用"性感"换"骨感"，损失太大

有些时候女性苗条的身材是颇具性感的，于是追求"骨感"成了近些年的时尚，不少人用节食的方法进行减肥。临床资料显示，如果盲目减肥、节食方法不当，对人体会有许多危害，例如脱发、胆结石、皮下脂肪减少、思维变得迟钝、记忆力下降等；还可以让女性发生月经紊乱甚至闭经，并让女人"性趣"索然，青春期少女的初潮将会姗姗来迟，育龄女性会在受精、孕育和母乳喂养方面受影响。此外，随着体内脂肪的减少，女性固有的丰硕、饱满和性感也随之消失殆尽，这也让她们的配偶感到十分扫"性"。

爱美是人的天性，在如今崇尚"骨感美"的年代里，让自己苗条起来的想法是可以理解的，也是合情合理的，但在指望依靠苗条身材来增加自己对异性的"性"吸引力的同时，也不要因此丧失自身的性欲望和性能力，否则最终会影响身体健康。一般来讲，节食越严格，性欲降低越严重，闭经时间越长，治愈这些"节食后遗症"所需要的时间也越长。值得庆幸的是，通过消除诱因、恢复体重，并使用某些药物进行治疗，身体是可以康复的。

实际上，追求"骨感美"是女性的一个思维误区。在中国古代性文化比较开放的盛唐时期，人们就是以胖为美，丰硕、饱满自有让人动心和动情之处。唐代性感女性的典型代表杨贵妃就具有丰腴的体态，让从古至今的众多文人墨客推崇备至。因此可以认为，性感并不全由胖瘦决定。深情和可爱是让女人具有吸引力的法宝，依靠增加夫妻间的"亲密"关系来恢复并提高性欲是老生常谈的不二法门，那些期望更多"性感"的女性不妨配合使用，效果会更佳。当代的某些女性没有充分利用自身形体上的自然优势，却过分看重自己身体上的某种缺陷，进而忽视了对健康（尤其是性健康）的通盘考虑，直到丧失了"性福"才追悔不及，这种顾此失彼的做法不值得提倡。

妻子性冷淡，丈夫性艰难

男人性功能障碍的常见表现形式有阳痿、早泄、不射精、性欲减退等，其发病原因除了自身因素（患病）外，来自女方的因素也不可忽视，凡是能引起男人不愉快的女方因素都可能导致男人性功能障碍。实际上，有一些性不和谐，并因此导致男人性功能障碍的主要原因和女人有直接关系——妻子性冷淡。男人常常在性冷淡的女人面前束手无策，女人对男人没有"感觉"常让男人扫"性"。现在人们大多把男人勃起功能障碍（ED）归结为男士自身问题，但调查发现有10%以上男人的ED是由性伴侣引起的。而我们在临床工作中发现的这种比例就更高了，因性功能障碍就诊的许多男性存在夫妻感情问题，其中最常见的表现是感情淡薄，缺乏性的激情。因为女人的问题而造成男人各种性功能障碍的情形比较多见，所以，提出如下建议供参考。

1.性冷淡、性恐惧者要及时接受医生诊治

女性性冷淡的主要原因是内分泌紊乱和心理因素。阴道闭锁、性交疼痛、害怕怀孕或感染性传播疾病而恐惧性生活者，常常对于男人的性要求无动于衷，甚至无理拒绝，结果给男人心理

造成阴影，继而使之产生心理性的ED反应，并因此导致多种性功能障碍。

2.避免极端感情

有些女性，由于对丈夫深切的爱难以获得相匹配的回报而对丈夫因爱生恨。调查发现，丈夫因为工作繁忙或经常外出，容易忽视妻子，而妻子的性期待心理会变得非常强烈，逐渐地会出现失眠、不安、容易激动、好发脾气、抑郁，经常会对丈夫横眉冷目，或者表现出不信任、怀疑、不配合等态度；有些女人还拿拒绝与丈夫过性生活来惩罚丈夫，从而影响夫妻感情和性的和谐，还可能导致性功能障碍，使得原本美满和谐的夫妻生活蒙上了一层阴影，而对丈夫没有感情可言的妻子的态度会让男人望"性"而却步。

3.性生活过程中密切配合

初婚时的女性因害怕造成怀孕、疼痛、出血等，对性交往往会有畏惧心理。由于她们缺乏性生活经验，常不能很好配合，加上双方调情不够，分泌物不足，导致男方进入困难，易致性交失败，甚至影响以后的性生活。婚后女方思想保守，性生活过程中常常采取被动或拒绝的方式，久而久之也可导致男方性欲减退和各种性功能障碍。

4.理解并接受丈夫的偶尔"失败"

男性由于身体疲倦、心情烦躁、病后体虚等，可以导致偶然的阴茎勃起障碍或射精过快等，即使是性功能强健的男人也不可能在一生中始终保持强劲如一的性能力，女方对此应充分理解。埋怨或揶揄甚至恶言相辱的态度是不可取的，女方的冷嘲热讽不仅于事无补，还可伤害丈夫的自尊心，最终可致性功能难以恢复。男人最怕听到老婆说"你真没用"的话，妻子的冷酷态度所造成的心理打击会让他真的"不行"，甚至"性趣"全无。

5.理解并协助满足丈夫的性需求

女方怀孕、分娩期间，或情绪不佳、身体不适、感情转移，或由于女方行经、患病等原因，使得性生活不能随心所欲，或禁欲时间较长，可使男方的性欲长期处于压抑状态，也有可能导致其阳痿、早泄等问题。女性可以采用多种方法分散男性的"性情"，也可协助采用自慰方式来解决。

6.增加性的吸引力

由于双方的性格差异、爱好不同，或女方言行粗俗、形体丑陋、不善打扮、性生活呆板或有不贞行为等，会使女人的魅力下降，易导致夫妻感情失和，从而让男人对女人没有了"性趣"。

上述情形往往不是单一存在的，而是错综复杂的。因此，女性在生活中要在诸多方面加以留意，以免因为自己的疏忽而丧失"性福"。夫妻间性不和谐，在一定程度上妻子也有责任。

新婚"性福"的尴尬

新婚之夜的第一次和初期的几次性生活十分重要，如果过不好，可能会影响以后的性生活和谐，进而影响夫妻感情。由于有许多的"不利"因素，例如夫妇缺乏性知识、对彼此身体条件不太熟悉、紧张、害羞和恐惧等，性生活过得不好的夫妻还有很多。为了迎接自己新生活的开始，准夫妻要进行一些必要准备，让新婚性生活和谐美满，至少可以不惊慌失措或闹出笑话。

1.做好"关键部位"的清洁工作

在新婚蜜月期，由于行程繁忙劳累、休息不足等，人体的抗感染能力会有所下降，若没有做好清洁工作，容易合并感染。而无论男女，如有局部炎症，都可以在性交时产生疼痛不适，这是非常扫"性"的事。因此，要保持良好的卫生习惯，性生活前后最好能进行局部清洁。

2.初夜莫忘避孕

如果双方不想马上要孩子，又都有所顾虑，性生活时思想不能高度集中，会受到影响。采取适当的避孕措施，双方便可以毫无顾虑、精力集中，性生活会取得满意的效果。

3.了解对方的心理"内幕"

"知己知彼、百战不殆"的原则同样适于新婚夫妻的性生活，尤其是在对方心理情况不明时，就显得更加重要。新郎与新娘都要了解对方的紧张、焦虑和不安的心理特点，用理智控制激情，并用温柔体贴的行动化解彼此内心的困惑，尤其是新郎更有必要这样做。

4.懂一点儿性技巧

男女在性生理、性观念等方面存在一定差异，例如女人的性唤起较迟，高潮消退得也比较缓慢，而男性的性高潮则具有来去匆匆的特点。充分掌握这些特点，可以在性生活中给予必要的考虑和调整，例如男人可以通过增加"前戏"刺激来让女性尽快进入状态，并在女性达到高潮后继续给予某种形式的刺激，可以让初夜接近完美。

5.大度和宽容一点儿

新婚女性常可因房事而紧张、恐惧和不安，因而难以有满意的初次性表现，而且女性往往比较含蓄和羞涩，难以在性生活中充分放开，个别在成年之前受到过"性伤害"的女性还可能形成各种各样的性心理障碍。所以，在新婚之夜，男人要有一定的理智，避免采取突击式的接近方法，使新娘的不安和恐惧剧增。理智的丈夫知道轻重，而不急于一时。

6.为以后的性生活探索留一点儿余地

不要尝试着在第一次性生活中就将全部的"本事"都用尽，留下一点儿为以后做准备。况且，初次性生活就显得过度"放荡"

的男人也容易吓住女人，让女人产生对男人和性生活的警惕、厌倦甚至恐惧，这是夫妻都不希望发生的。

总之，有理智、有耐心、有技巧是新婚夫妻的理想境界。成熟、稳重固然是许多人喜欢的，这可让彼此觉得对方可靠，但有一些人会喜欢天真、幼稚的感觉，毕竟淳朴的品质才最真实，也最容易讨人喜欢。初次性交，男方可能由于缺乏性知识或过分激动，出现过早射精而影响情趣。对于这种情况应该给予理解，这不同于早泄，随着婚后性知识增长和性经验的积累，双方逐步达到默契配合，会很快恢复正常。毕竟，性是一种学习的过程，而且它的领域相当广泛，人终其一生都处于学习的阶段，唯有充分的沟通，了解对方所需，相互体谅，才能不断地成长并获得圆满。

人到中年不要攀比性能力

中年是人的心理状态最不稳定的阶段，也最容易出现各种问题。很多男人会因性事不悦而感到不安，甚至痛苦。

中年男女的性能力差距加大

男人到了不惑之年，随着身体机能开始逐步走下坡路，诸多困惑也随之而来，性能力明显不如从前就是其中之一。最让中年男人担心的就是要不断地面对性欲望和性能力降低，这可能是让绝大多数男人都非常沮丧的事情，而处在这个年龄段的女性则由于摆脱了养儿育女和繁重的家务劳动而显得"性"致盎然。男女性能力形成巨大反差。

科学看待中年以后的性能力下降

性能力的下降是男人40岁以后正常的生理反应，体能会随着年龄的增长逐渐下降，性激素也会逐渐减少，并容易成为各种慢性疾病的攻击对象，尤其是高血压、糖尿病、前列腺疾病等，都会给男性的性功能带来不良影响，这是人正常的生理规律，绝大多数的男人在中年以后都要经历性能力由高向低的转变过程。

盲目地臆测自己的性欲望和性能力降低是没有必要的，况且人的性欲望和性能力不可能一成不变，尤其是与年轻时候相比，性欲望的波动下滑可能更明显，即使是在最好状态也可能存在一定的波动，要注意区别，以免因为要求的目标过高而产生失落感和错误的结论，否则可能会导致夫妻关系的破裂或事业的败退，并遭遇巨大的精神打击。因此，调整性观念，对自己性能力的变化有一个正确的认识是明智的，也非常重要。

事实上，步入中年的夫妻同样可以体验到越发美满的性生活。建议中年男人保持年轻的心态，观念不要太封闭保守，保留新鲜感，同时积极营造浪漫的性生活气氛与情绪，并且不断地学习沟通，让生活越发多姿多彩，才能维系并创造更完美的性生活。在这一点上，哪怕进入了老年阶段，道理也是一样的。

年过40，性观念要调整

一旦中年男人性生活出现力不从心的感觉，首先应该从心理上尽快接受这一事实，不要焦虑，不要一味追求年轻时性生活的那种激情感觉，也不要与其他人盲目攀比。

这个年龄段反映在性方面的具体问题包括如下几方面。

1.接受不再"十分坚硬"的阴茎

中年男人的阴茎勃起硬度肯定不如年轻的时候，但这并不应该成为影响夫妻性满意程度的重要因素。对于多数夫妻来说，阴茎勃起的硬度只要维持在60%～70%就可以满足双方性生活的需求。此外，中年男人阴茎的这种"让人不愉快"的变化还可能延长同房时间，有助于改善性生活质量，敏感的夫妻是能体会到其中的奥秘的。

2.以少胜多

中年以后的夫妻性生活次数必然要进行相应的调整，不要勉强去与自己年轻时候的性交频度攀比，不要在性生活数量上斤斤计较，而应该更看重质量。"小别胜新婚"就说明了一次高质量的性生活对夫妻双方的感受有多么重要。调整后的性生活次数可能少了一些，但只要夫妻能够同时获得身心上的满足，哪怕性交的次数再少，仍然可以感受到情感和身体上的巨大满足。

3.以慢胜快

中年男人的性兴奋的节奏和性交速度会逐渐减慢，达到高潮的时间也延长了，这种变化从表面上看似乎是性能力的降低，实际上却使得男人与妻子的性兴奋过程更加接近了，容易使夫妻性感受同步化，这种富于情感的缓慢动作对妻子会更有诱惑力，也更容易燃烧妻子的热情，可以让男人感受到带给对方愉悦后的巨大快乐。

此外，夫妻之间要多交流，短期内可（在医生指导下）用一些保健品，会有一定的作用。如果经过一段时间的家庭内部调整无效，应找专业医生咨询和接受必要的诊治。

女性更年期综合征会让男人扫"性"吗

在更年期，人体的许多生理机能会发生不同程度的变化，尤其是性欲望会明显降低，增加了性生活的难度，给老年夫妻的晚年生活蒙上了一层阴影。虽然性爱不是夫妻生活的全部，却是夫妻生活中的重要组成部分。"水可载舟，亦可覆舟"，性亦然。性既可使婚姻幸福、家庭和谐、社会稳定，也可使家庭破裂。

女性的激素主要是由卵巢产生的，包括雌激素、孕激素和少量的雄激素，其中的雌激素不仅对女性生育起关键作用，还对身体的多方面功能具有保护作用，例如维持骨质密度、保护心血管系统、防止阴道萎缩、稳定情绪、保持皮肤的湿润和弹性等，尤其是雌激素和雄激素在维持女性的性欲望和性能力上具有重要作用。因此，更年期女性由于卵巢逐渐地"停止"了工作，会引起一系列症状，包括情绪明显波动、性反应能力明显降低甚至消失、阴道干涩萎缩等。在这个年龄阶段进行性交出现疼痛也是在所难免的，可以出现外阴浅表的疼痛和阴道深部的疼痛，性交过程中反复出现阴道不由自主地痉挛，使得性生活变得痛苦不堪，进而影响性生活。

多年的诊治经验表明，激素替代治疗是缓解和治疗女性更年期后激素缺乏的最佳方法。更年期女性可以在专科医生的指导下，用最小的有效剂量的雌激素来改善性欲望并平衡内分泌系统。保持一定水平的雌激素可以增加阴道内的润滑程度和抗感染能力，还能延缓衰老，美容养颜，减缓皮肤变皱，而雌激素最大的功效是可以预防冠心病、骨质疏松、老年痴呆症等老年病。目前临床上广泛使用的利维爱等制剂是具有特异性激素活性的激素替代治疗药物，可以全面调理绝经后女性的激素水平。含雌激素的栓剂直接应用于阴道内，经过1～2周也可以解决很大的问题。一些地方广泛流行的"伟嫂"，指的就是雌激素制剂。

雌激素补充疗法有多种制剂和多种使用方法，不同的制剂和不同的使用方法，对不同身体状况的人，结果是不一样的。因此，在治疗老年性功能障碍过程中，还要把握老年人多伴有躯体疾病的特点，故老年夫妻为了改善性能力需要使用的任何药物，都应该征得专业医生的指导，并遵循个体化的用药原则，尤其要注意防止药物的不良反应，千万不要因为对性的勉力强求而不顾身体的健康。

老年女性因雌激素分泌降低，导致阴道分泌物减少，使阴道干涩，容易产生性交疼痛不适等症状，这也是让女性望"性"却步的原因。性生活其实是夫妻间充分地交流和享受的过程，如果夫妻生活不满意，就要敞开心扉来交流，让对方了解自己的问题所在并讨论如何调整。因此，除了必要的药物治疗外，性生活时也需要双方进行必要的协调，共同来改善这种状况，例如营造宽松愉快的性生活气氛，事先多做一些准备工作，如亲吻、抚摸、拥抱等，多增加一些性交的"前戏"，局部应用一些润滑剂等，均能改善阴道环境和性生活的和谐程度。

除了身体上的改变外，避开更年期女性观念上的误区更重要，她们往往自认为已经五六十岁了，生儿育女的任务都完成了，不愿意再过性生活，这也限制了她们与丈夫充分享受生活。其实，老年夫妇有适当的性生活对双方的身心健康都有好处。

老年人的性生活应该有节制且偏重感情需要，切莫本末倒置。因为过度强调和追求性生活也会是一种伤害，尤其是对于性功能稍差的一方来说伤害更大，毕竟男女性欲差异总是存在的，千万不要让性爱成为一种负担。对于性功能明显减退的老年夫妻，只要还有性的要求，就可以通过多种方法来恢复性生活或提高性生活质量，而不一定非要按照常规模式理解性爱，不一定拘泥于阴茎—阴道性交这一种模式。例如在某一方不适宜过性生活时，不妨尝试用手刺激性器官等方式，作为对另一方性生活的补充手段，以此来维持局部的血液循环，并因此而保持性的活力、释放性的紧张、缓解性器官和性心理的衰老过程。此外，爱抚和依恋在性生活中的作用更加重要，也是性生活的重要组成部分。老年人的性心理状况也十分重要，保持健全的心理有助于充分发挥性功能，而异常的性心理因素可能会影响性功能的发挥。

进入更年期的女性，尽管生育能力显著降低，但是距离生育能力的完全消失可能还有一段距离，在最后一次月经后的一段时间内还可能再次遭遇月经的困扰，更年期女性如果不采取避孕措施过性生活，偶尔也会有怀孕的机会，这也会让男人十分扫兴，且会给女性平添许多烦恼（流产、出血、感染等）。因此，建议在最后一次月经后的1年内仍然采取避孕措施，这样才可以安享"性福"。

老年人出现性亢奋正常吗

老年女性出现性亢奋的现象时有发生，并会引起一些不必要的恐慌。浙江王女士在咨询信中写道："我今年68岁，身体健康，每日除了口服一粒维生素，从来不吃其他补品。我丈夫8年前去世后，我已中断性生活，也没有性欲望。但自从去年下半年以来，我又有了性欲望，每隔7～10天要手淫一次，每次都有高潮（过去没有手淫史）。听人说，女人过了60岁就没有性欲望了。请问，我这是病吗？我不想再婚，若继续手淫下去，会影响身体健康吗？我现在需要看医生吗？"

随着年龄的增加，中老年人的性能力逐渐减退，这是不以人的意志为转移的自然规律，然而偏偏有人不遵守这个规律。性衰老从何时开始具有较大的个体差异，个别老年人的性功能不但不降低，有时反倒亢奋。老年人的性功能亢进是好还是坏？对此众说纷纭。

老年人的性功能亢进可以分为两种：一种是性功能增强的同时伴有性欲增强，表现为性交的频繁，可能与身体健康状况良好、性能力维持较好等因素有关，也可能是体内性激素水平增加所致，多数属于功能性或良性改变，一般对身体没有明显的危害；另一种则是因为疾病等因素造成的性器官频繁充血肿胀，但基本不伴有性欲望和性能力的增强，多属于器质性因素，例如泌尿生殖系统肿瘤或肿瘤转移等，某些药物也可以导致，需要引起足够的重视，并尽早就医。

王女士的情况基本属于前者，可以算作正常情况，而丧偶后又不计划再婚，进行手淫也是一种选择，不仅不会影响身体健康，还有利于身体健康的维持，一般是不需要看医生的。实际上，手淫也是标准的性行为方式之一，与性交具有同样的生理反应，可以弥补人们不能进行夫妻性生活的缺憾，例如未婚青年、异地夫妻、离异丧偶者、对方患病不能过性生活的以及许多的残疾人，可以此宣泄多余的性能力，且不会对身体造成伤害。如果一个人有较好的健康状况，性兴趣依然不减，那么可以肯定其性兴趣和性能力确实能够维持到更高的年龄。所以，王女士不应该为自己的性功能强盛而担心，反倒应该庆幸。有规律的性生活（包括手淫），可以保持良好的身体健康状态和性功能，但必须提醒的是，要注意必要的性保健，并注意掌握老年人性生活的特点。当然，如果你有过多的精神顾虑和疑惑，接受专业医生的检查和咨询是有益的，这不仅可以早期发现身体上的某些异常，还可以获得老年人性生活常识（包括手淫）的咨询和指导。

老年人可以"性趣十足"

进入老年后，夫妻的性欲、性交频率均不如当年。但是，从生理上讲，人老性不老，老年男人对性的兴趣、性的要求不但应该有，而且应该得到全社会的理解和支持。

1.人老，性不老

健康是保障生活质量的基石。老年人的健康不仅指身体无疾病，还包括健康的心理和能保持和谐的性生活。正常的性生活对老年人的身心健康和家庭和谐都是非常有益的。性生活中，大脑发挥着极大的作用，所以它对维持脑健康、防止脑老化及全身健康有着重要意义。据调查显示，对性生活有兴趣的老人，60岁的有70%，60～80岁的有50%，80岁以上的有10%。可见老年人仍然向往着美好的性生活，这主要是因为随着社会的进步，在一定文化背景和经济条件下，充足、丰富的物质供给延长了人们的寿命和精力；社会环境的改善，为性观念提供了宽松的氛围，促使老年人对性生活不再坚持保守的态度；文化的冲击改变了家庭中以父子为轴心的传统，取而代之的是以夫妻为核心；另外住房条件的改善，扩大了私人空间，也构成了一个重要因素。既然老年男人有性的要求，就应该给他们充分表现的机会。

2.老年人性和谐很有意义

坚持适度的性生活，对于老年人保持大脑的敏感度和反应的灵敏性都有一定的好处。性生活的良好状态也是身体健康的绝好的增强剂，性生活过程中的体力消耗和运动可以起到锻炼全身各个系统功能的作用，可以增加抗体的水平，缓和有害的紧张状态，还能帮助消耗热量。虽然性交未必是世界上最好的健身运动，但肯定是一种最愉快的运动方式。保持一定频率的性生活是密切老年夫妻感情的重要手段。性能力和身体其他功能一样，用进废退。老年时期长期停止性生活将会造成比青年时期更为严重的性功能障碍，并且在企图恢复性生活时将面对比青年人更大的困难，老年男人的这种"废用性"萎缩所造成的性能力的伤害较为普遍。因此，老年人应该有定期的性生活，不应该在相当长的阶段内持续节欲。

3.认识老年人性生活的特点

全面的生理衰退导致性敏感区的敏感性降低，引起性兴奋所需要的感觉刺激阈值也会增高，导致老年人的性反应速度减慢、强度降低。只有勇敢地面对这种转变，并主动地按照老年人的特点和规律进行夫妻间的性活动，就能维持老年人的生活愉快和身体健康。

性功能随年龄的增加呈减弱的趋势，与青年人的区别在于阴茎勃起较缓慢，性生活的幅度、频率不断降低，精液量减少，不一定会有性高潮，且不一定会射精，不一定会有配偶（自慰亦可），也不一定要在卧房床上。老年人的性生活频率和时间需要根据自身的身体健康状况和情趣来定，顺其自然，每月维持1～2次性生活，或者至少每2月维持1次性生活是可以达到的。坚持不断、持之以恒是很重要的，否则"性情绪"和"性趣"也会随之退化。

性爱的表现形式绝对不仅仅是性交，有些老年人更愿意满足思想上的媾和，爱抚和依恋在性生活中的作用更加重要，这也是点燃激情和维持婚姻的重要方式。幻想、调情、幽默、调侃、挑逗、温柔的凝视等多种形式的感受和情感表现可以密切夫妻感情。形态上的相互吸引、心理上的相互依存、感情上的相互补充都是一种爱的表达，是性生活的重要部分。

随着年龄的增大，夫妻双方在生理上都会发生一些改变，增加了性生活的难度。老年男性多因年龄的增大、机体功能趋于衰退，雄激素水平进行性下降，从而导致勃起功能发生障碍。老年女性也会因雌激素分泌降低导致阴道分泌物减少，使阴道干涩，因此可以进行必要的医疗干预。当然，无论老年夫妻为了改善性能力需要使用何种药物，都应该得到专业医生的指导，并遵循个体化的用药原则，尤其要注意防止药物的不良反应，千万不要因为对性的强求而不顾身体的健康。

总之，老年人仍然可以有性要求和满足性要求的努力，但其性生活具有自己的特点，应该有所节制。性生活是点缀晚年生活的色彩，而不是生活的主旋律。对于性功能明显减退的老年男人，只要有性的要求，可以通过多种方法来恢复性生活或提高性生活质量。此外，爱抚和依恋在性生活中的作用也很重要。

努力发掘你的"性"感地带

　　人体的某些部位对性刺激具有较高的敏感性，且与性兴奋存在着明显的反射关系，可以促进性行为的发生，增强性兴奋和性高潮的感受，这些部位被称为"性敏感区"，俗称"性"感地带。性敏感区因人而异，差别很大，在男人和女人身体上是明显不同的。了解自己和伴侣的性敏感区，性生活时就能做到有的放矢。在做爱期间，找到并充分利用这些兴奋点，从周围到中心循序渐进地进行性刺激，使性生活逐渐地从性唤起开始，到性兴奋，进入持续期，最终达到性高潮，然后慢慢消退，可以自然、圆满地完成整个过程，这将增进爱侣的性感受，为性爱助力。

男人的"性"感地带

　　虽然结婚多年，但是王先生和妻子的性生活却从来没有让彼此心满意足过。在孩子到外地念大学后不久，他们便决定就性爱的感受问题向专家讨教。

222

见到专家后，王先生似乎有一肚子的怨言："婚后的头几年，妻子忙于生育和孩子的养育任务，做爱方面我也没有太勉强，多是应付了事，根本谈不上所谓的感受。孩子大了，我也40多岁了，性能力有所减退，看来追求性爱也是末班车了，但是我们彼此都不太懂得性技巧，也不知道该怎样做才能帮助对方，您能给我们讲一讲吗？"

1.性技巧莫过于刺激"性"感地带

性生活技巧和性感受的强弱，在很大程度上取决于对性敏感区的刺激情况。如何准确认识性敏感区，并采取恰当的刺激方法，影响着夫妻的性生活质量。由此看来，性技巧莫过于合理刺激"性"感地带来提高性感受。性爱过程中，女性主动刺激男性的性敏感区有助于提高男人的性反应。

一般而言，男人的阴茎是最直接和最强烈的性敏感区，阴茎的冠状沟比较敏感，而最敏感地带多集中在阴茎头的系带上，也就是位于阴茎头下面的、连接阴茎头和包皮之间的一条索状结构，绝大多数的男人都难以抗拒对其直接刺激，而这个部位也常常作为医生治疗不射精症（认为是由于性刺激强度不够而使得男人不能射精）患者的首选刺激部位。阴茎的体部集中了多数性感应器，对摩擦和挤压十分敏感，摩擦的快感来自上下地搓揉，而挤压的快感则是由于阴茎被握住，而且受到不断的紧握压迫及纾解，可以带给男人强烈的兴奋感。阴囊皮肤和睾丸也是男人的"性"感地带，轻轻托起阴囊，使睾丸靠近阴茎，可以使男人更加兴奋，加快性欲升起时间。也可尝试抚摸位于阴囊与肛门之间的会阴，当你轻轻地触摸这个"敏感地带"时，绝大多数男人都很敏感并觉得非常舒服。

王先生随后提出了新疑问："你所提到的性敏感区，我妻子也曾经帮助刺激过，但是效果不大，有时手法过重还让我产生疼痛感觉，甚至难以忍受，这是为什么？男人是否在生殖器以外还有更加敏感的区域呢？"

2. "性"感地带需要探索

以男人的"性"感地带而言，虽然大都集中在性器官上，但其实从头到脚的每一个部分都应该算作性的敏感地带，男人的耳朵、口唇、腮部、舌、颈部、胸前、乳头、腋下、手指头、肚脐眼附近、大腿内侧、小腿、腿毛、脚心、脚指头、肛门及周围等，都可能成为性敏感区，只不过对于具体的某个男人来说，性敏感区毕竟都有些不同，感觉的强烈程度也会因人而异，这就需要不断地探索，从经验中体会，进而了解男人的"敏感地带"。例如，有些男人的乳头相当敏感，吮吸或者轻舔乳头效果非常强烈，即使是用手轻轻抚摸拉扯也有很好的调动情绪作用，而且男人一般都会欣赏自己的女人轻轻抚摸自己的胸口，这会让男人飘飘欲仙。男人的嘴也是主要的性欲引发区。

刺激性敏感区的手法要顺势而为，开始时不要太强烈刺激，以免让男人产生排斥或者畏惧感，应该由轻缓逐渐加强，让男人慢慢适应，切忌一上来就使用蛮力，粗暴手法更应该禁止；刺激时间不要太长，必要时可使用润滑剂助"性"，以免生殖器官皮肤发生破损，否则男人感觉到的将不是快感，而是痛感和痛苦，什么欲望都没了。

女人体内有一个"G"点，刺激"G"点可以让女人产生强烈的性兴奋，男人的体内是否也存在这样的"G"点呢？如果能够找到这个位置，将让男人在性生活中获得更大的身心愉悦。不妨让你的妻子尝试着在你的身体上探索这些可能存在的"G"点，让你的性感受锦上添花。

一直沉默不语的王太太对谈话产生了极大的兴趣，主动询问专家："我该如何发现丈夫的性敏感区呢？"

主动探寻你和你的伴侣特别敏感的部位将是一件很有趣也很令人兴奋的事情。世界上的男人形形色色，但男人身体上表现频度较高的"性"兴奋点，不外乎耳朵、口唇、腋下、手、乳头、肚脐、阴茎及其周围地带、臀部、大腿内侧根部、脚等部位。所以，男人也应该有他的"G"点，作为妻子，你只要围绕着这些部位多加摸索，就不难找出你的另一半的敏感地带和比较敏感的地带。

3."性"感地带会随着年龄变化

值得注意的是，男人的性敏感区随着年龄增大和体质下降会有明显不同。体弱者及中老年男性的体力和性欲会随着年龄的增大而逐步衰减，神经系统的反射性和皮肤对刺激的敏感性也会出现不同程度的衰退，达到性兴奋所需要的感觉刺激的阈值也相继会升高。此时，若直奔主题，直接刺激生殖器区域，性兴奋来得快，却不会很强烈，也难以持久。为了尽量强化性感受，性爱中往往需要女性从生殖器以外的其他部位开始刺激，然后逐步向生殖器集中，最后全力投入性生活。

4.“性”感地带可以培养

在一定的生理基础上，性敏感区是后天形成的，是经过多次体验的结果，无论男人还是女人，性的敏感区都是可以培养出来的。人体存在多种潜能，经常抚摸一个部位会增强它的敏感度。比如男人的胸部和耳朵，在性生活中经常被抚摸，它们对性刺激的感受就可能从弱到强，最后变成新的性敏感区。性敏感区还会逐渐从中心向周边扩展，慢慢遍布全身，它们也会越来越留恋细腻的爱抚。人类的皮肤对性反应都很灵敏，每块皮肤都有可能成为性敏感区，都有待性伴侣的探索和开发。

5.关注男人的“性”感地带是女人的权利和义务

在有些女人看来，男人只要面对异性就会充满欲望，似乎任何一点儿身体接触都可以让他蓄势待发，但实际情况并非如此。有些女人会因床上的表现不佳而抱怨男人不爱自己或变心了，却不愿意或者认为没有必要去为男人做些什么，不会主动地重新激发起他的欲望，这对于那些相处时间较长（新鲜感消失）、年纪比较大、性能力有所下降的男人来说是十分有害的。

不论敏感区如何变化，只要你掌握自己丈夫的敏感部位，并手法灵活地施行各种刺激，且善于发现和总结，夫妻感受将会更美好和独特。随着年龄的不断增大，男人将会越来越留恋来自女性的细腻爱抚。当妻子去尽力满足丈夫的时候，丈夫产生的快乐自然反过来会感染妻子。你快乐，所以我才快乐。相爱不要太拘泥，展开你的全部去满足对方，自己才会赢得最大的满足，快乐的“性福”生活需要一起努力！让你的丈夫为了你的探索而感动，为了你带给他的欢愉而动情。

女人的"性"感地带

女性的性活动能力更强，性敏感区比男性更广泛，除了有外阴、阴道、"G"点和子宫颈等生殖器官，单纯刺激这些部位，就能产生强烈的性高潮外，还包括全身众多的性敏感区。周围性敏感区产生的性刺激和性冲动是性生活的基础，而来自生殖器官的性刺激和性冲动是性生活的高级形式，周围性敏感区与生殖器官的协调配合，才能实现完美的性爱。

1.生殖器官担当主力

对于女性来说，性敏感区的最佳部位当然是外生殖器部位。大小阴唇、阴阜、前庭腺均对性刺激很敏感，能感受局部和心理上的性刺激，产生快感。

阴蒂是个很小的结节样海绵体组织，有阴蒂头和阴蒂体两部分，类似男人的阴茎一样有性勃起，位于两侧小阴唇之间的顶端，在阴道口和尿道口前方，感觉神经末梢丰富，感觉神经分布密度比周围组织高近10倍，对触觉非常敏感，轻柔地触摸就可能引发性高潮，用手指触摸和揉动效果更好，是女性最敏感的性器官，在性反应方面极为重要，尤其在性唤起和产生性快感中起重要作用。

阴道是性活动的必需器官，其入口（处女膜附近）及外1/3段集中了极为丰富且十分敏感的感觉神经末梢。子宫颈连接在阴道末段，性刺激时也可产生强烈反应。

2."G"点是公认的女性"性"感地带

许多人可能都听说过，女人的体内有一个"G"点，位于阴道前壁距离阴道口4～5厘米处的一个区域，大小类似小的钱币，是女性的性敏感区，对性刺激具有较高的敏感性，且与性兴奋存在着明显的反射关系，可以促进性行为的发生，增强性兴奋和性高潮的感受，有"魔力按钮"的美誉。刺激"G"点可以让女人产生强烈的性兴奋、性快感和性高潮，此时的"G"点可肿胀而形成卵圆形隆起，并可从尿道射出数毫升的乳状液，与男人的射精现象十分类似。由于这种分泌液与性交和性爱直接关联，文学家喜欢将其称为"爱液"，也有人将其与男性的射精做类比，并有"女性射精"的说法。

3.女性"性"感地带不局限于生殖器官

除了生殖器外，女性的性敏感区几乎遍布全身。两个乳房是女性最具性感的部位，也是仅次于阴蒂的性敏感区，分布有十分丰富的神经末梢。乳房、乳头在爱抚阶段的敏感程度更高，对乳房和乳头爱抚与刺激，不仅可以有效地激发性欲，而且更有利于夫妻之间的双向交流，形成美好的心理感受。

此外，凡抚摸女性敏感的全身皮肤区域，大多能产生刺激性欲的作用，依次为大腿内侧、肛门周围、眼睑、胸部、小腹、腰骶部、臀部、腋窝、颈部、鼻部、头皮、手、腿部等，只要刺激得法，都能引发足够的兴奋。口唇、舌和口腔内含丰富的神经和血管，也是女性很敏感的部位，受到刺激后也可产生类似性器官摩擦的兴奋性。据保守估计，年轻女性全身的性敏感区约有40处。与男性相比，女性更希望来自周围性敏感区的刺激，每个女性都渴望被充分、细腻和持久地爱抚，尤其是年老体弱者会更偏爱情感生活，触摸、拥抱、亲吻等刺激普遍受到女性欢迎。

4."性"感地带存在年龄差异

随着年龄增长，中老年女性将会对性爱提出更多需求，也希望从中获得更大满足，同时女性的性敏感区也会发生明显的变化。此时，性生活准备时间会明显缩短，不由自主地将感觉能力集中在生殖器和其他少数几个身体部位上，展现出由周边向中心集中的特点。

从女人的性反应和"G"点差异性表现的特点来看，所谓的性技巧，在很大程度上就是夫妻感情和对性敏感区的刺激手法。不论性敏感区如何变化，加强情感培养并对性敏感区多加刺激，都会给妻子带来性的喜悦。

5.发掘女性"性"感地带，是双方共同的事情

值得注意的是，女性的性敏感区及其感受性存在较大的个体差异，有的很明显，有的则较隐晦。一些人在结婚初期在性生活方面有矛盾和不如意，多半与夫妻间对性的认识差异和性敏感区的敏感性不同有关。有的男人在爱抚中不懂得刺激性敏感区，或往往不得要领，这很让女方扫兴。

作为配偶，丈夫应该细心一些，善于为妻子着想，主动探寻她具体的性敏感区的部位所在，然后加以发掘，以使性生活逐渐达到协调，双方都能满意；而女方在爱抚阶段不妨用手对男方加以诱

导，如果能手把手"教"会丈夫，引导他触摸自己最敏感的部位，并引导他掌握恰到好处的刺激方法、方向和力度，则能够使双方配合更加默契，性交更和谐。

适时变换性交姿势

经过磨合之后，夫妻性生活时的姿势往往就固定下来了，久而久之，可能一如当初那样美满，但也可能由于一成不变的固定模式导致性生活质量下降。正确的做法是偶有变化，虽然并不一定尝试每种姿势。

性交姿势又叫性交体位，对性反应的性质和强度都有很大的影响，如果性交体位不适宜，就会造成性兴奋程度的下降。没有哪一种体位适合所有的夫妻，因此要对其进行探讨。夫妇双方的性器官未必十分吻合、贴切，有大、小方面的不适应，要根据这种不适应，用不同的体位来补救，并找出最容易达到性高潮的体位。由于性交体位的改变有助于提高性生活的质量，所以夫妻双方要密切配合，找出更理想、更适合自己身体条件的新姿势，比如可以在一次性交过程中由一种体位变换到另一种体位，甚至变换好几种体位。常用的性交体位有如下几种。

1.男上女下（女仰卧、男俯卧）

这是最传统、最常用的性交体位。随着历史和性文化的发展，人们的人文理念、文化修养、社会习俗早已发生了深刻的变化，"男上女下"已不是唯一"正统"的性交体位，人们勇敢地进行着新的尝试，但"男上女下"的体位仍然被许多人崇尚和实践着。

"男上女下"的体位自有其被推崇的理由，但仍有些女性感到"男上式"限制了她们的活动，另外一些女性则认为这一体位比较舒服，女子正面的乳房、阴阜承受压力，能产生触觉快感。

2.女上男下（女人骑跨在男人的下体上）

这种体位能更好地发挥女方在性生活中的主观能动性，因为它在很大程度上可以由女方自己来控制性活动的进程，比较适合性感超常的女性。此外，喜欢追求刺激的女性采用"女上男下"式更易于获得性满足。"女上男下"式能使女方子宫下降，阴道口变宽，所以，即使是阴茎短小的男性，也能给女性比较强烈的刺激，使双方都得到愉悦。

但是，"女上男下"的体位不利于对阴蒂的直接刺激，如果女性的会阴口太靠后，或者女性比较肥胖，身体过于庞大、笨重，或者女性缺乏经验时，这种体位也会有一些不足。

3.侧位

将面对面式稍加修改即为侧位，即女方侧卧，男方面向女方在其两腿之间躺下。这种体位既简单，易于掌握，也十分舒适，因为双方的身体重量基本都压在床上，彼此负重很少，便于保存体力，不会感到劳累。由于这种体位使双方的骨盆向各个方向的活动都不大容易受到限制，特别是女性可以自由活动，便于掌握节奏，同时还有利于男方对射精的控制以及用手来刺激女方乳房、阴阜及阴蒂等部位，所以适宜在妊娠期使用，它可以避免对胎儿的压迫，是比较可靠的方法。

4.后进入式

后进入式是男性面向女性背部的一种体位。这种体位可以十分方便地用手对阴蒂进行直接刺激，这样就造成了对阴道区域更紧密的触动和施加更大的压力，尤其适合男女双方都很胖的情况。这种体位也适用于妊娠期。缺点是插入不完全，常会使双方都感到生理上的紧张，不像面对面时双方能够亲密无间地进行拥抱和彼此爱抚。另外，由于阴道入口是由下而上，与阴茎方向相反，可能会给插入带来一定的难度，但一旦插入，其对阴道的刺激也是很强烈的。

和谐的性生活在于高潮的"同步"

在性生活中夫妻"同步"达到性高潮是所有夫妻都向往和渴望的。然而现实生活中有不少结婚多年的夫妻，都没能达到性和谐的程度，如果这个问题处理不好，可能会影响夫妻感情。

和谐的性生活不仅可以满足双方的性欲望，还有利于夫妻的身体健康。所以，夫妻应该争取享受这种性生活最高境界的"同步"。但是，影响性爱达到理想境界的因素很多，可能有相当部分的夫妻终生刻意探索也没能如愿，可能是他们太过紧张、执着，限制了对性生活的细致体验和充分发挥。

要想达到性生活的和谐，首先要了解男女在生理上的差别。

男人性欲强，冲动出现快，消退也快，性欲主要集中在生殖器官上，发生性冲动进入兴奋期即急于性交；女人性冲动出现较慢，性欲兴趣广泛，需要丈夫的爱抚亲吻，性欲产生、增强是达到性和谐的前提。

性爱是两个人之间的事，应该如何进行性和谐的探索是很个性化的问题，彼此之间感觉舒服是最重要的，至于要如何做则没有一定的规则可循，只要两人都能好好享受即可。

下面的一些建议或许可以起到松弛紧张神经的作用，使男女双方获得意想不到的满足感。

（1）性生活前要做好充分的准备，男人可以采取各种方法来激起妻子的性欲，只有在妻子真正进入了性兴奋状态，性生活才容易获得满足。

（2）丈夫切忌性急和粗鲁，绝不可只顾满足自己而不顾妻子的意愿。男人要学会控制自己达到高潮射精的时间，可以通过放慢节奏来实现，因为性不和谐往往来自女性的高潮出现较晚。女方也不要勉强应付。

（3）尽量放松，慢慢地体会性生活所带来的感受和体验，而不要把自己的注意力完全集中在追求性和谐上。

（4）在性生活过程中把握自己的每一个举动，让你逐渐地接近理想境界。

（5）男方把自己的感受告诉妻子，得到妻子的理解、支持和有力的帮助，双方互相尊重、互相体贴、配合默契才可以达到性和谐。

（6）男性射精后不要立即结束性器官的接触，还要撑持、与妻子交谈，待妻子达到高潮且性欲完全消失，共同结束性生活。夫妻双方都得到了满足，这样才能使性生活和谐起来。

实现夫妻性和谐的必备条件有哪些

美好和谐的性生活需要靠夫妇双方共同努力来实现。为了达到这样的目的，男女双方必须熟悉自己和对方的性特点，并具备下面这些条件。

1.双方的心理状态良好

夫妻要恩爱，在感情上水乳交融，能创造和谐的性生活气氛；宜选择环境安静、心情欢快的时候进行性生活。双方在性生活中应主动、默契地配合，密切协作，共同充当"二重奏"的主角。恩爱的夫妻关系是性生活和谐的关键。

2.双方的生理状态良好

性生活前应进行局部的清洁卫生，清除局部不适因素，增加局部润滑感，这是性生活和谐的必要条件。

3.双方体魄强健，精力充沛

双方生殖器发育正常是保证性器官接触、获得正常性刺激的生理基础。选择身体健康的时候进行性生活，能两情欢愉，如鱼得水。

4.掌握科学的性知识

正确掌握性生活的4个性反应周期，根据男方性冲动较快、女方性冲动较慢的特点，男方多刺激女方动情并要耐心等待，等到女方有性兴奋后再开始交接，可使双方的"性欲高潮曲线"趋于重叠，达到男女双方性生理上趋于同步。

夫妻间性不和谐的主要原因是性知识的缺乏，例如缺乏必要的性知识、不会性交、不会摩擦抽动阴茎、不知道对方的性反应特点、不关心对方的性反应等，因此双方无法完美配合，性生活也就难以达到和谐的境界。

性和谐以及对性和谐的要求在不同的夫妻之间是有着明显差异的。要想获得和谐的性生活，只有夫妇双方的积极性同时调动起来，共同实践、探讨、交流，才能共同达到性爱的完美境界。

爱侣间永葆性爱和谐美满的秘诀是什么

美满和谐的性生活有赖于爱侣双方情感的交融。将性爱与情爱融为一体，包括以下几个方面的内容。

1.婚前注意彼此检点

许多婚后的性与情感的不和谐都与婚前的性行为或性经验有关，是导致夫妻生活不和谐的祸根。

2.婚后避免缺乏新意和激情的性交

切忌"千篇一律"的性生活，不要为了性而做爱，而应该为了爱而做爱。共同创造新生活，不断地变换做爱的环境、地点、姿势，这样做才能不断地使夫妻间的关系更亲密，使婚姻经受住时间的考验。

3.要体谅对方

在对方不能满足你的生理要求时，不要太过计较，过多的责备是会伤感情的，而过分强求生理满足可能使对方厌倦性交，甚至导致各种各样的性功能障碍或性冷淡。

4.能够达到肉体与精神的和谐美满

这当然是爱的重要表达方式，但绝对不是唯一的方式，爱的表达形式体现在生活中的点点滴滴。所以，平时要经常表达自己对配偶的爱意，充分体现自己的魅力，为爱创造温馨的气氛，而不是只在做爱的时候才进行情感的沟通。